石川武志
ISHIKAWA Takeshi

MINAMATA NOTE
1971〜2012

私とユージン・スミスと水俣

foreword

水俣病に「解決」はない　池澤夏樹

　2012年7月31日、「水俣病被害者の救済及び水俣病問題の解決に関する特別措置法」の申請期限が打ち切られた。
　1950年代にこの病気が発生して以来、加害者であるチッソと県ならびに国は、

　　患者の訴えを無視し、
　　原因をすり替え、
　　責任を回避し、
　　謝罪を拒み、
　　事態を倭小化(わいしょうか)し、
　　補償の額を値切り、
　　収束を宣言しようとしてきた。

　そのふるまいの最新バージョンが2009年に成立した特措法だった。
　法の名称にある「水俣病問題の解決」とはどういう意味だろう？
　「解決」という言葉を使いたがっているのはこの業務上過失致死傷害罪事件の加害者の側だ。
　患者にとって「解決」とはどういうことか？　チッソが海に流した有機水銀で病んだ人たちの生涯に亘(わた)る苦悩の記憶が消えて、亡くなった人たちが蘇り、胎児性の水銀中毒を持って生まれた子が健康に戻って誕生の日から普通の人生を辿(たど)り直す。こういう奇跡を措(お)いて患者にとっての「解決」はない。そして、それはこの世で望めること

ではない。

　チッソと国と県を相手にした長い闘いによって被害者の範囲は少しずつ広がってきた。認定患者はおよそ2千人だが、1995年の「政府解決策」の対象者は約1万1千人、今回の特措法への申請者は5万人以上になった。先日の集団検診では9割が症状を訴えている。潜在的な患者、無視されてきた患者が広い範囲にたくさんいる。

　国や県は自己申請を待っているだけで、自ら被害の範囲を調べようとはせず、ひたすら門を狭めてきた。

　例えば、今回の特措法で申請者は1968年までに住んでいた地域によって分別された。対象地域外にいた者は汚染されていた魚をたくさん食べていたことを自分で立証しなければならない。誰が魚屋で魚を買って領収書をもらい、50年先までそれを取っておくだろうか？

　1959年10月、チッソ水俣工場附属病院の細川一（はじめ）医師は猫への廃液の投与で「奇病」と同じ症状を再現した。世に「猫400号」として知られることになった実験である。

　会社はこの結果を握りつぶした。その段階で会社が非を認めてあの方法によるアセトアルデヒドの製造を止めていれば被害者の数はこんなに増えなかった。たくさんの人が普通の人生を送れた。しかし製造が終わったのはほぼ10年後の1968年5月であり、有機水銀を含む汚泥の除去が始まったのは更に5年後の1973年だった。

　この間のチッソという会社のふるまいは3.11以来の東電という別の会社の言動についつい重なって見える。

　ひたすらの責任回避。津波は想定外の天災であり、原発の運転は国の指針に従っていただけで、初期の混乱は菅首相の介入の結果……エトセトラ、エトセトラ。

　しかし外から見ればそれらがおよそ稚拙な弁明でしかないことは見え見えなのだ。法人の代表だからあそこまで厚顔無恥なことを言いつのれるが、あれが個人ならばいちばんの親友でも離れていくだろう。

　振り返ってみれば、この数十年、チッソだって辛かっただろうと思う。その場その場を強引に切り抜けただけで、会社にとっていいことはひとつもなかった。「猫400号」で撤退していれば、と後悔はしなかったか。それは国が許さなかったのかもしれない。国は会社より更に冷酷になれるから。

今また繰り返されようとしている「解決」のない福島の受難はいったい何のためなのだろう？
　なにより、水俣の記憶は何のためだったのだろう？

「朝日新聞」2012年7月3日朝刊『終わりと始まり』に加筆修正

Small Voice

Deborah Klochko, Director
Museum of Photographic Arts
San Diego, California

Photo is a small voice, at best, but sometimes – just sometimes – one photograph or a group of them can lure our senses into awareness.
—— W. Eugene Smith

It was almost forty years ago that photographer W. Eugene Smith "lured our senses into awareness" with his photo essay on the devastating effects of industrial pollution on the residents of Minamata. The body of work that Smith created defined the power of photography to illuminate the life and death tragedies that have affected these people to this day.

For three years Takeshi Ishikawa worked as Smith's assistant as he documented the effects of the Minamata disease. Now in this book we are privileged to share what it was like to work with Smith on this seminal project. In addition, a new layer to history is revealed in Ishidawa's moving portraits of the patients he photographed while working with Smith and then rephotographed four decades later.

In Ishikawa's Minamata Note we are given a rare gift of not only revisiting the past, but of understanding it in new ways.

MINAMATA NOTE 1971〜2012
私とユージン・スミスと水俣
contents

foreword	水俣に「解決」はない　池澤夏樹 iii
	Small Voice　Deborah Klochko vi
prologue	出会い 001／水俣病とは 003／宝子たち 006
photograph	写真 009
essey	私とユージンと水俣 121
	「お手伝い」の始まり 123／東京での暗室作り 124
	初めての水俣行き 126／水俣での暮らし 128／暗室作業 130
	フィルムと印画紙 132／仕上げまで 134
	ユージンの「恋人」──田中実子さんのこと 136／上村智子さんのこと 138
	諫山孝子さんのこと 140／ジャーナリストは裁判官に似ている 142
	五井事件 144／判決の日 146／西武デパートでの写真展 149
	ユージンの一時帰国とアイリーンのカナダ行き 150
	最後の水俣へ 152／帰国 154／ユージン・スミス死去 156
	34年ぶり、再び水俣へ 157／水俣という日常 158
data	年譜──ユージン・スミスと水俣 162
	水俣病関連地図 164
	あとがき 165
	index 169

水俣病関連事項監修・取材協力：加藤タケ子(ほっとはうす)／実川悠太(水俣フォーラム)

prologue

❖ 出会い

　当時（1971年）、私は東京・原宿に住んでいた。写真学校を出たばかりの、まさに駆け出しのフリーフォトグラファーだった。
　ある日の夕暮れ、近所を散歩していた私は偶然、ユージン・スミスを見かけた。その1週間ほど前、新宿の小田急デパートで彼の写真展『真実こそわが友』を見たばかりで、会場に飾られたポートレイトで彼の顔を見知っていたにすぎない。「ユージンだ」と直感したが、一方「写真展が終わった今、何故ここに」と不思議に思ったことも事実だった。私は勇気を出して「ユージン・スミスさんですよね」と声を掛けた。彼は笑顔で、見知らぬ若者に「そうだよ」と答えてくれた。
　特に用件がある訳もない。「写真展を拝見しました。感動しました」という挨拶に続けて「でも、なぜ原宿に？」と尋ねると、彼は穏やかな顔で「いま、この近くの原宿セントラルアパートに住んでいて、これから数ヶ月ミナマタを撮影するんだよ」という。予想もしなかった答えに、私は「あの水俣病の水俣ですか」と言ったきり次の言葉も出てこなかった。私の印象では、当時、水俣病はもう終わった、というか一段落ついた感じがあり、あまり話題になっていなかったと思う。
「あなたも写真をやっているのかね」
　彼の問いに「フリーランスになったばかりで、この近くに住んでいます」と答えると「もしよかったら、ちょっと（自宅へ）来ないか」と思いがけない誘いがあった。写真学校の教科書にも出てきた世界的フォトグラファー、ユージン・スミスの誘いを断る理由などなかった。
　彼の後についてセントラルアパートの671号室にお邪魔すると、アイリーンという

若い女性を紹介された。自分とほとんど歳の変わらない女性が、白髪混じりの写真家の奥さんとはいささか意外な気がした。部屋の中央に大きなベッドがあり、周囲には洋服だの段ボール箱だの写真用品だのが一面に散らかっていた……。

このときユージン・スミスが来日していたのは、前述した写真展の開催と水俣病を取材するためであった。ユージンが水俣に関心を持ったのは1970年、写真展や写真集のプロモートを手がけ、邑元舎（ゆうげんしゃ）という出版社を興（おこ）したばかりだった元村和彦さんがロバート・フランクの写真集を出版しようと、ニューヨークに住むユージンを訪ねたことがきっかけである。元村さんは1961年、ユージンが日立の企業PRフォト撮影のため日本を訪れた際のアシスタント、森永純さんの友人である。元村さんは森永さんからユージンを紹介してもらい、ユージンにロバート・フランクを紹介してもらう手筈でニューヨークに滞在していた。

ニューヨークで大規模な回顧展「Let Truth Be the Prejudice」を終えたばかりのユージンは、かねて森永さんに日本でも写真展ができないか相談していた。これを伝え聞いた元村さんは会場を探してみることを約束し、それが後に『真実こそわが友』へと結実するのである。

そのときニューヨークで元村さんは、「いま日本の漁村は大変なことになっている」と、九州の水俣で起きている悲劇的な現状をユージンに語ったのだった。元村さんはかねて水俣病問題に関心を寄せていた。水俣の現状を知るとユージンは即座に興味を示し、「行くしかない」と決めたようだ。ユージン・スミスの数ある仕事の中でも、代表作のひとつと言うべき「水俣プロジェクト」の陰の仕掛人は、元村和彦さんだと私は思っている。

1971年9月3日から15日まで新宿小田急デパートでの写真展開催が決まり、日本にやってきたユージンとアイリーンは、写真展のため滞在先として用意された原宿セントラルアパートに居を構えた。そして写真展の会期中でもある9月6日から1週間ほど水俣に行き、自分たちが住む家を探し、簡単な撮影を終えて東京に帰ってきた。私は、そんなユージンと邂逅したのである。

セントラルアパートの部屋で散らかった荷物と段ボールの山を前に、「今、水俣にこれらの荷物を送ろうとしているところなんだよ」と彼は説明する。私は何も考えず

に「大変ですね」、そして話の流れのまま「明日からでも荷造りを手伝いに来ましょうか」と申し出ていた。するとかたわらにいたアイリーンが「水俣で手に入れたチラシや資料を私にもわかるように読んでもらえますか。それをユージンに(訳して)伝えたいんです」という。見せてもらったチラシには「死海」とか「告発」という語句が並んでいる。私は「そんなの簡単ですよ、じゃあ明日から来ます」と安請け合いしてしまっていた。

　ユージン夫妻と別れた帰り道、1週間ほど手伝いができるならいい経験になるかも知れない、と私は考えていた。まさか自分がユージンのアシスタントとなり、その後、3年あまりにわたって水俣と関わることになるとは夢にも思わなかった。

❖水俣病とは

　水俣市は熊本県の南端に位置する。不知火海沿岸部はリアス式海岸沿いにのどかな漁村が並ぶ地域で、古来「魚湧く海」と呼ばれ魚介類がいくらでも穫れた。そんな水俣に日本窒素肥料(現チッソ)が進出し、化学工場の操業を開始したのは1908年のことである。工場は地域の一漁村に過ぎなかった水俣を近代化し、繁栄と雇用をもたらした。

　しかし、当時から化学工場より排出される廃液は無処理のまま水俣湾や不知火海へ流されていた。海洋汚染や漁業被害は戦前から広がっていたとみられる。1949年ころからは水俣湾に白い腹をみせて魚が浮きはじめ、1953年になると漁村の飼い猫がヨダレを垂らしてフラフラ歩いたかと思えば、突然走り出し海に落ちたり、かまどに飛び込んで焼け死ぬなどの現象がおこり、人々は気味悪がっていた。

　1956年4月、チッソ水俣工場附属病院に1人の少女が来院したことを機に、5月1日、水俣保健所に奇病患者発生の報告がなされている。

　水俣病の原因物質である有機水銀はアセトアルデヒドの製造過程で発生し、工場廃液としてそのまま海に流された。海に流された有機水銀は食物連鎖によって生物濃縮され、日常的に大量の魚介類を摂取していた人たちに、さまざまな症状が現れた。劇

症の人は数日で死に至ったほか、妊婦の母体に蓄積した猛毒が胎内で胎児を蝕む、胎児性水俣病という人類初の悲劇を生んだのである。

病気の原因はいったい何なのか。同じ漁村から患者が何人も出たため、当初は伝染病が疑われた。しかし、まもなく感染症でないことは明らかになった。地元の保健所を中心とする水俣奇病対策委員会や熊本大学医学部の「水俣奇病研究班」によって、原因が神経を侵す毒物の中毒であること、それを運んだのが水俣湾の魚介類であることが突き止められ、チッソの工場排水が疑われた。

しかし、チッソは廃液の提供を拒んで原因究明を遅らせた。また、仮にチッソの工場廃液が原因であるとしても、肝心の原因物質が何であるかを特定する決め手に欠けていた。多くの動物実験や検証を重ねた結果、熊本大学医学部は1959年になってようやく、水俣病の原因はチッソ水俣工場からの廃液に含まれる有機水銀であると発表した。

地元の住人は早い時期から、水俣病の原因はチッソ水俣工場の廃液に違いないと思っていたという。だが、誰もそれを公言しなかった。水俣病が発生した当初、被害は漁村地区に集中していた。チッソの関連会社とかかわる多くの市民はチッソを擁護し、漁業関係者ですら「魚が売れなくなる」と沈黙した。政治的にも経済面でもチッソの城下町となっていた水俣で、チッソに逆らうなどもってのほかだった。

チッソはすぐさま反論を始めた。熊本大学の発表と同じ年、日本化学工業協会は、戦時中に水俣湾に投棄された軍の爆薬が病気の原因であると発表。さらに御用学者を使い、さまざまな原因説を打ち出すことで、チッソ水俣工場の有機水銀廃液説だけにスポットが当たらぬよう画策したのである。

この間、チッソは1958年になって、それまで使用していた百間港から水俣川河口近くの八幡に排水口を変更した。さらに「廃液から水銀を濾過するサイクレーターを取りつけた」と報道陣に公開するとともに、工場長が濾過した水を飲んで安全性をアピールするパフォーマンスを行った。チッソは水俣病の収束宣言を繰り返し、メディアもまた、あたかも水俣病問題は終結したかのようなメッセージを流したのである。

驚くべきことに、1960年、行政と医師によって一部の住民に対するアンケートと毛髪検査が行われて以来、水俣病の全容を明らかにするための調査は一切行われてい

ない。水俣病が発生した不知火海沿岸には20万人が住み、同じ魚を食べていたのに。

このとき、行政が徹底的な住民の健康調査を行っていれば、まだ水銀の汚染が続いていたことも、慢性の、非典型的水俣病患者の存在も明らかになったはずである。政府は汚染された地区の住民全体に、汚染の拡大や、そこから生じる健康被害の情報を公開することも無かった。

後に、設置されたサイクレーターには水銀を除去する機能はなかったことが判明する。排水口を変更し、水俣川の河口に流すことで希釈するはずだった水銀を含んだ廃液は一気に不知火海全域を汚染し、これにより天草などの沿岸各地でも水俣病患者が多発することになるのである。

水俣病がチッソの工場排水に起因する公害と認定されるのは1968年になってからだ。1956年に水俣病患者が公式に発見されてから12年間、行政は「因果関係が科学的に解明されていない」として排水の停止処置を講じず、水俣湾での魚の漁獲も販売も禁じなかった。その間もチッソは水銀を流し続け、汚染と水俣病被害は拡大していった。

1959年、置き去りにされた患者たちはチッソに損害賠償として1人300万円を要求した。チッソがそれを拒否すると熊本県が調停に乗り出し、未成年者は年3万円、成人は10万円、死者30万円を、補償金ではなく見舞金としてチッソが支払うという、加害企業の責任を曖昧にした見舞金契約が結ばれた。しかし、チッソはこのときすでに、社内の検証（検体となった猫の識別番号から、後に猫400号実験と呼ばれる）によって水俣工場のアセトアルデヒド廃液を餌と共に猫に与えると水俣病を発症する事実を把握していたのだ。

1969年6月14日、犠牲者を出した29家族、45名がチッソを相手取って訴訟を起こした。それまで沈黙を守ってきた住人たちが、ついに立ち上がったのである。チッソの城下町と呼ばれる水俣で、チッソに対する裁判を起こすには、たいへんな覚悟が必要だった。1973年3月20日、熊本水俣病第1次訴訟で原告が勝訴すると、「自分も水俣病ではないのか」と認定申請者が次々と名乗りを上げた。

多くの未認定患者による申請に対し1977年、環境庁が通達した「認定基準」は手足の感覚障害や視野狭窄など、複数の症状が組み合わさって見られることを認定の

基準とした。国の取り決めた、この厳格な認定基準によって多くの患者が申請を棄却され、未認定患者は裁判による認定を求めるに至った。問題は認定基準の妥当性である。この1977年の認定基準は、いくつもの判決によって不当性が指摘されるように、その厳しさゆえ多くの未認定患者を生み出し、水俣病の根本的な問題解決を遅らせているといっても過言ではない。

◆宝子たち

　私が「宝子（たからご）」という言葉を耳にしたのは1971年、ユージンと上村家を訪れたときのことである。教えてくれたのは、ユージンが撮影し、水俣病の悲劇を代表する写真ともいえる「入浴する智子と母」の被写体、上村智子さんの母親、良子さんだ。智子さんは胎児性水俣病の中でも最も重篤（じゅうとく）な患者のひとりであった。

　撮影のためユージンと何度かお宅にうかがい、話を聞かせてもらうたび、良子さんはこう語った。

「私が食べた水銀を智子が全部吸い取ってくれました。水銀の毒を自分ひとりで背負って生まれてきたのです。だから私や後から生まれた残り6人の弟妹は無事だったんです。智子は家族の宝子ですたい」

　従来、胎盤は水銀などの毒物を通さないと思われていた。何万年という人類の進化の中で、たとえ母親が毒に侵されても胎児は胎盤で守られ生き延びてきた、と。確かに当時の通説では、母親の胎内で水俣病になるということはにわかに信じがたい話だった。

「胎盤は水銀の毒を通さない、胎盤の中の赤子は水俣湾で汚染された魚を食べていないのだから水俣病ではない」「母親が元気なのにその赤子が水俣病になる訳が無い」として、多くの胎児性水俣病の子供たちが小児麻痺などと判断され、見過ごされた。

　しかし、やがてメチル水銀が母親の胎盤を通して胎児に大きな障害を与えることが判明する。胎盤は、無機水銀は通さないが有機水銀は通してしまうのだ。それは人類の歴史においても初めての出来事だった。そのため、胎盤は毒物を通さないという医

学的通説を覆し、チッソ水俣工場が流したメチル水銀が母親の魚介類の摂取によって胎児に重大な障害を引き起こすことを解明するのに時間がかかってしまった。

　上村家に限らない。胎児性水俣病の子供がいる家では「この子のおかげで家族や兄弟が助かった。有り難う」と、家族が固い絆で結ばれている。

　では、宝子と呼ばれた重症の胎児性水俣病は何人ぐらいいたのだろうか。2012年に亡くなった原田正純医師の論考（「海鳴」2009年9月14日号）によれば、1962年に16名、1964年には4名の胎児性水俣病患者が認定されている。その後も約40名が認定され、原田医師の確認では66名になるが、いや100人は超えている、という人もいる。

　また、胎児性で水俣病の症状を持って生まれてきても、誕生後も水銀の汚染は受け続けていたはずで、胎児性か後天性かの区分は厳密には難しいという。そのため水俣病とは関係のない発達障害とされた患者も少なからずいたことがわかっている。成人の水俣病でも、患者やその家族たちが偏見や差別を怖れ、症状を懸命に隠してきたという悲劇的な歴史がある。

　いずれにせよ、いまだその人数や症状など胎児性水俣病の全貌は明らかにされないままである。

　爾来40年、老境を迎えつつある胎児性水俣病の世代は、歴史に取り残されたかのように、今もなお苦しみ続けている。

photograph

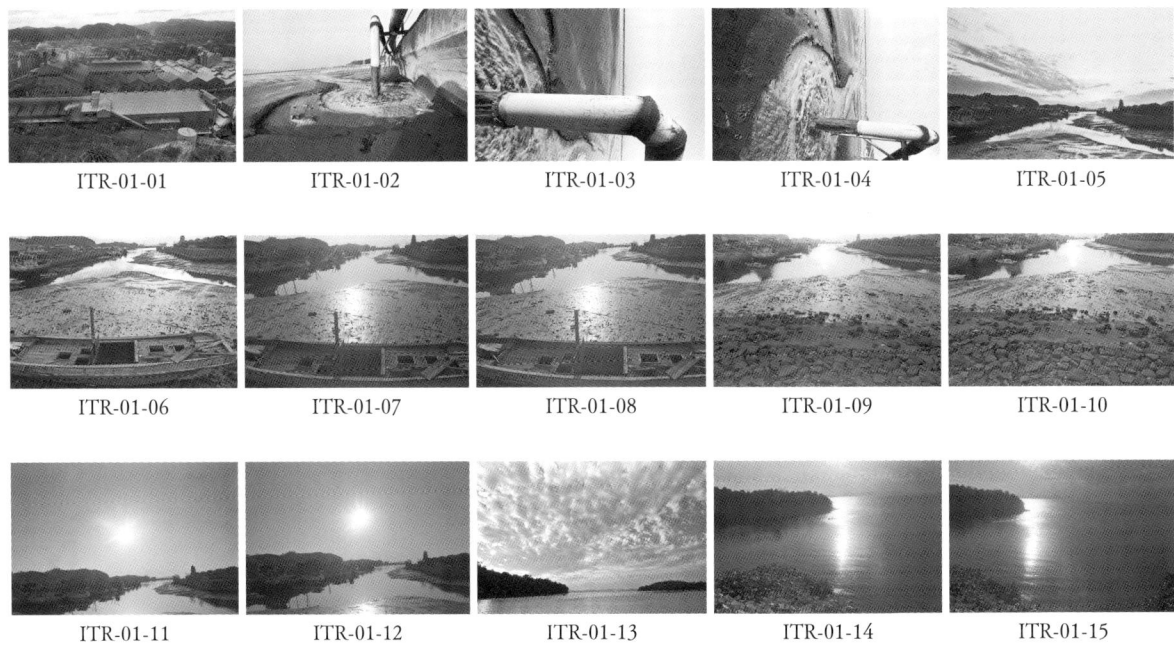

ITR-01-01　　　　ITR-01-02　　　　ITR-01-03　　　　ITR-01-04　　　　ITR-01-05

ITR-01-06　　　　ITR-01-07　　　　ITR-01-08　　　　ITR-01-09　　　　ITR-01-10

ITR-01-11　　　　ITR-01-12　　　　ITR-01-13　　　　ITR-01-14　　　　ITR-01-15

ITR-01-03
八幡排水口とプール　1972年撮影
メチル水銀を含んだ排水は1932(昭和7)年から1968(昭和43)年までの36年間、
無処理のまま海に流され続けた。
1958(昭和33)年9月に百間から水俣川河口の八幡に排水口が移されたことで
被害は不知火海全域に拡大してゆく。
排水には水銀以外にもマンガン、セレン、タリウムなどの有毒物質が含まれていた。

ITR-01-06
百間港　1972年撮影
チッソ工場から排出されたメチル水銀などを含んだ廃液は、
無処理のまま百間排水口から百間港、そして水俣湾、不知火海へと流された。
一見のどかな光景だが、排水口から流れ出た高濃度の水銀が沈殿する百間港は
水俣病という悲劇の、原点の地である。

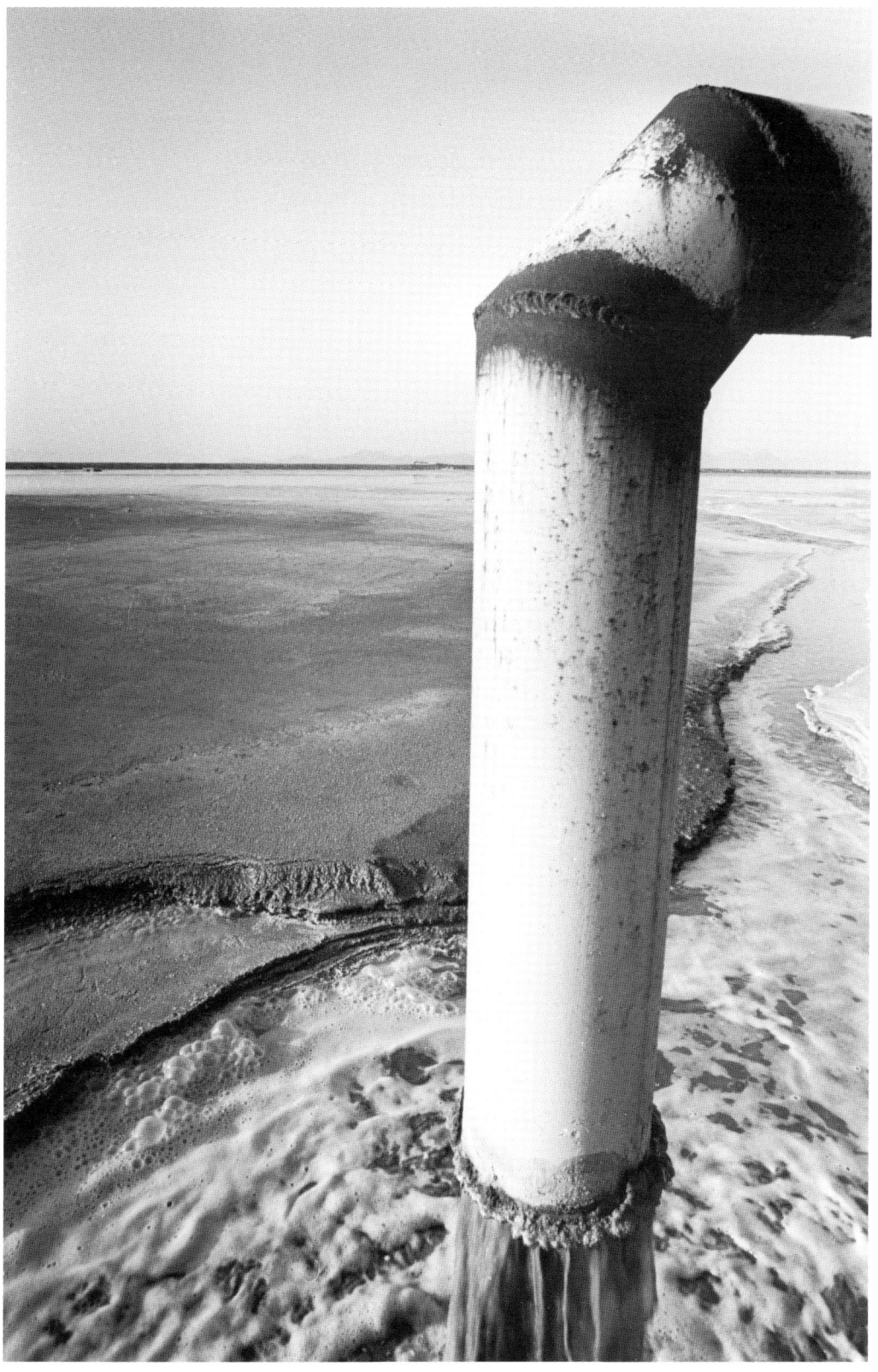

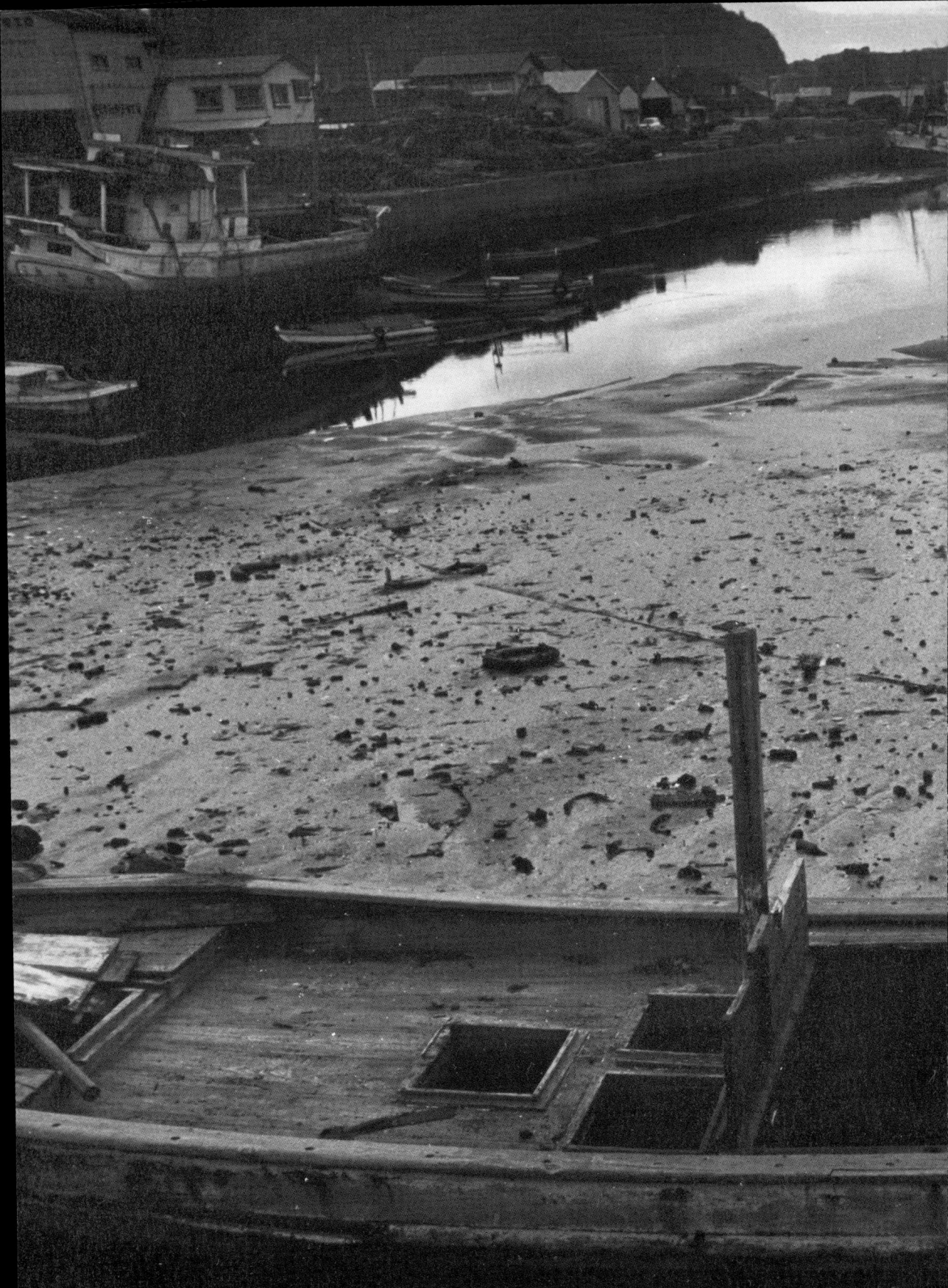

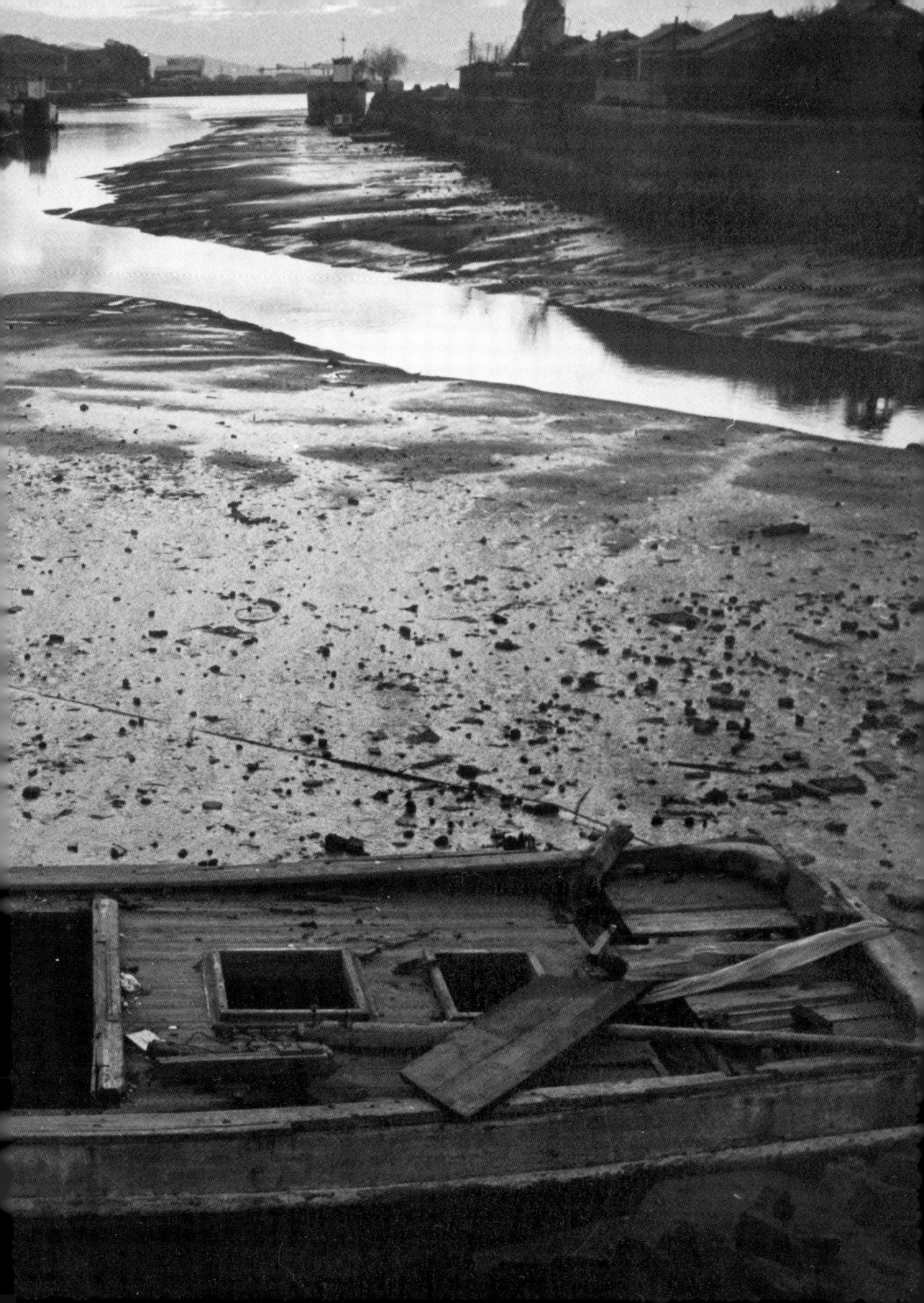

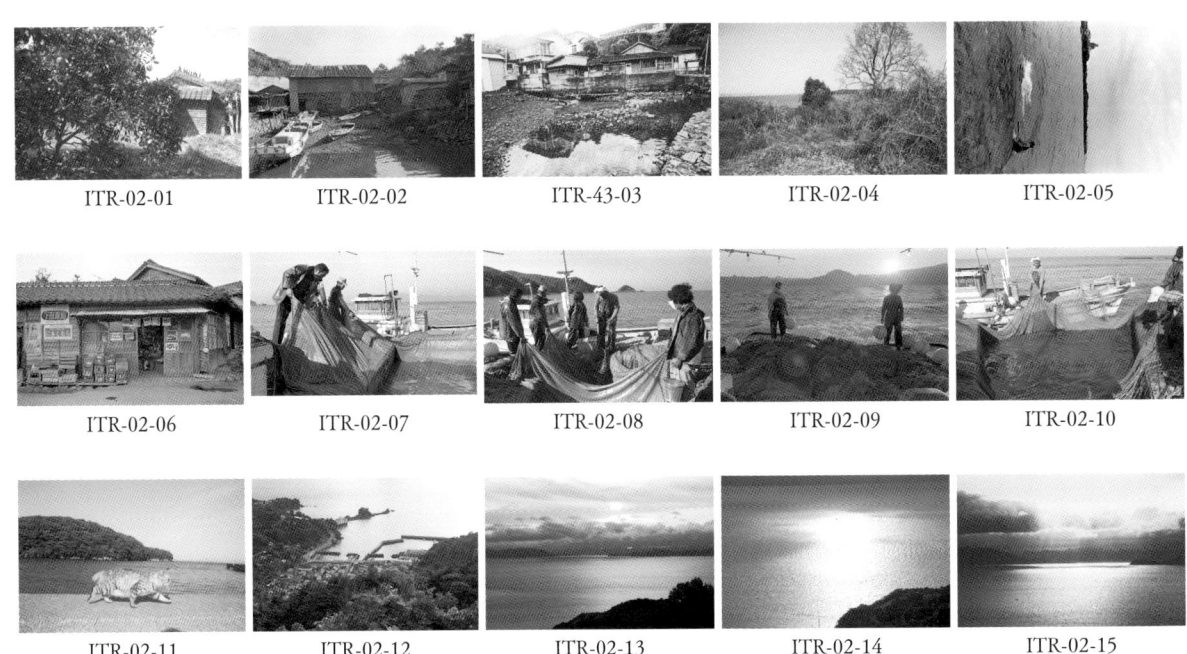

ITR-02-09
不知火海で漁をする漁民たち　1973年撮影

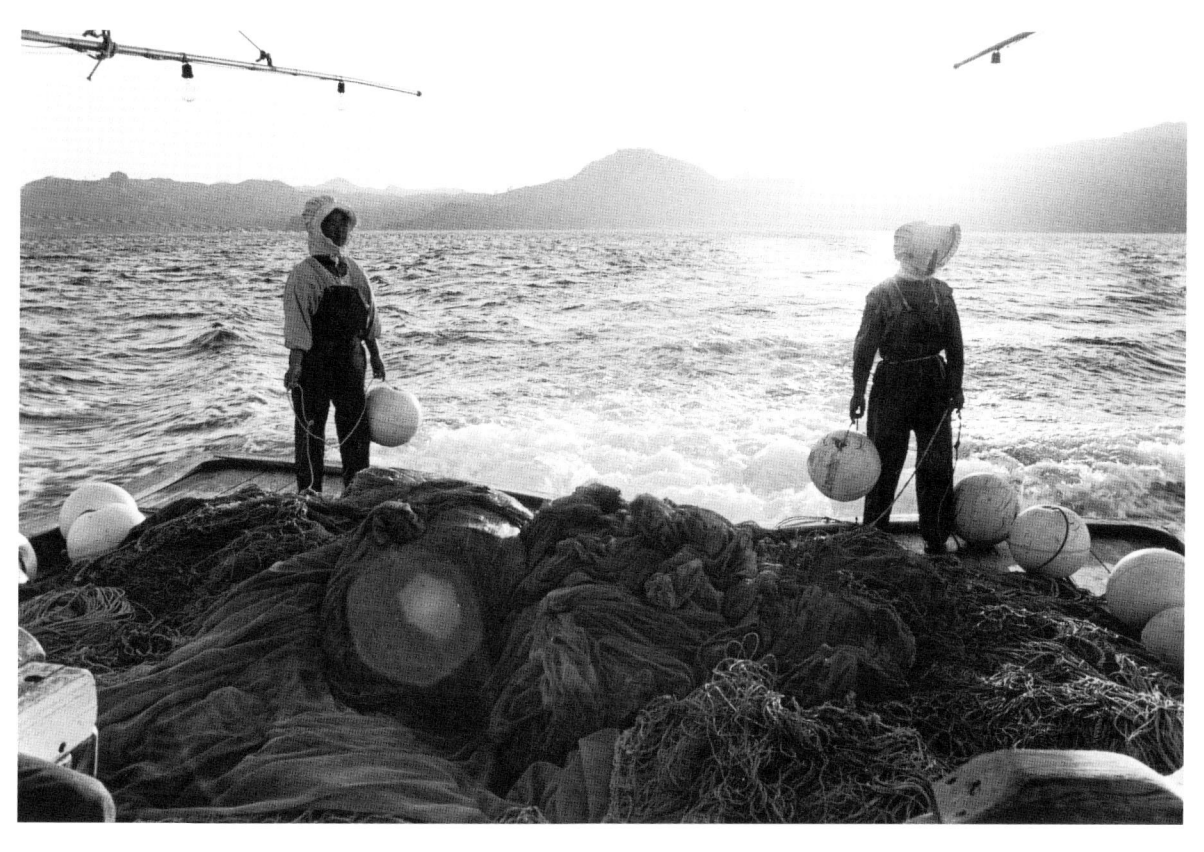

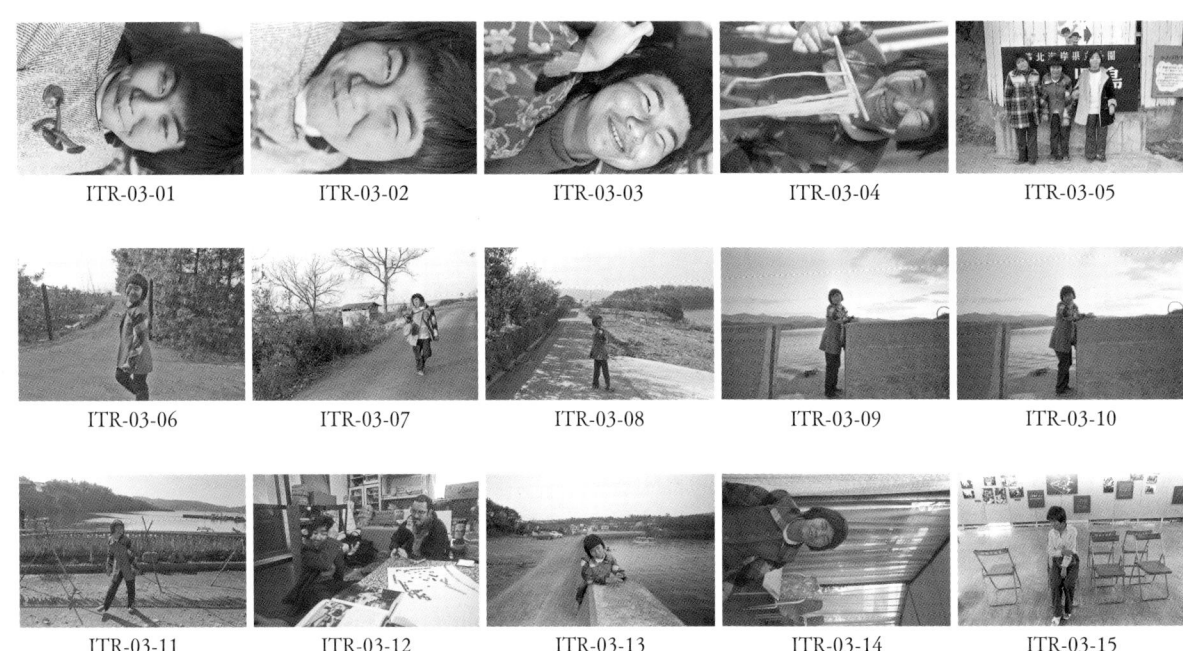

ITR-03-10
坂本しのぶ　1972年撮影
1956年、坂本武義、フジエの次女として水俣市の漁村、湯堂で生まれる。
姉の真由美は水俣病が悪化し、1958年に4歳2ヶ月で死亡。
しのぶは1962年、胎児性水俣病として認定される。
自宅前の堤防に寄りかかるしのぶ。

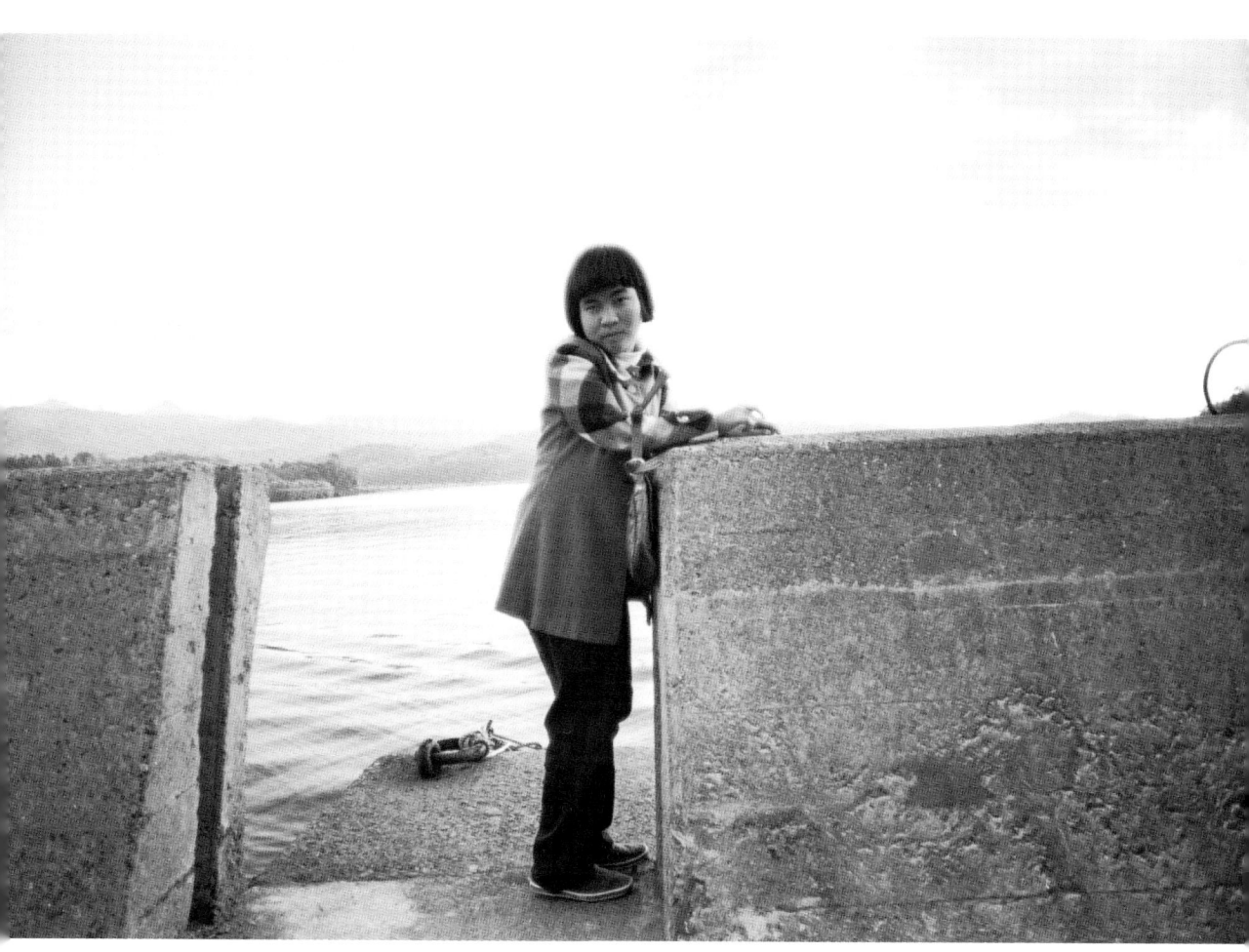

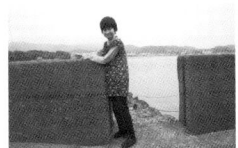
ITR-04-01

ITR-04-02

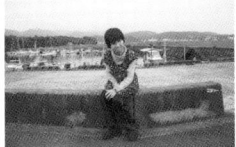
ITR-04-03

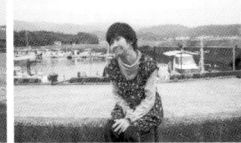
ITR-04-04

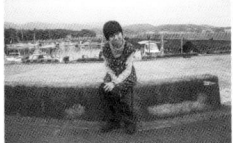
ITR-04-05

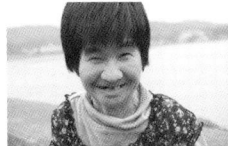
ITR-04-06

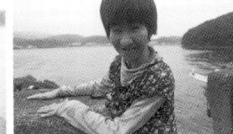
ITR-04-07

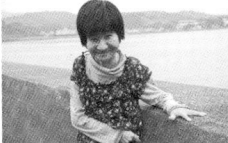
ITR-04-08

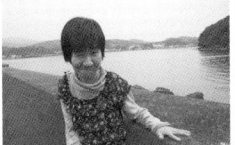
ITR-04-09

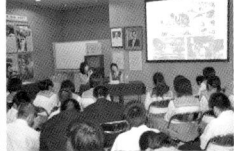
ITR-04-10

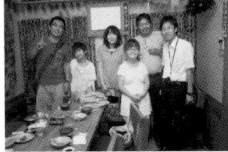
ITR-04-11

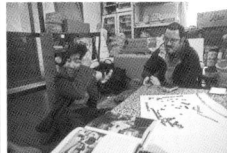
ITR-04-12

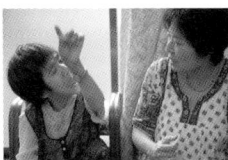
ITR-04-13

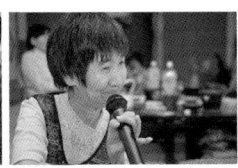
ITR-04-14

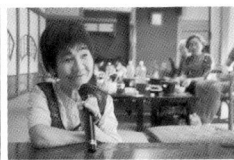
ITR-04-15

ITR-04-08
坂本しのぶ　2009年撮影
1972年、16歳になった坂本しのぶは、
数人の患者たちと共にストックホルムの国連環境会議に参加し、
水俣病の実情を世界に伝えた。
2011年にも、幕張で開かれた世界水銀条約会議に参加し、
「水俣病はまだ終わっていない」とメッセージを発信し続けている。
前ページの写真と同じ、自宅前の堤防に寄りかかるしのぶ。
この間、37年の歳月が流れた。

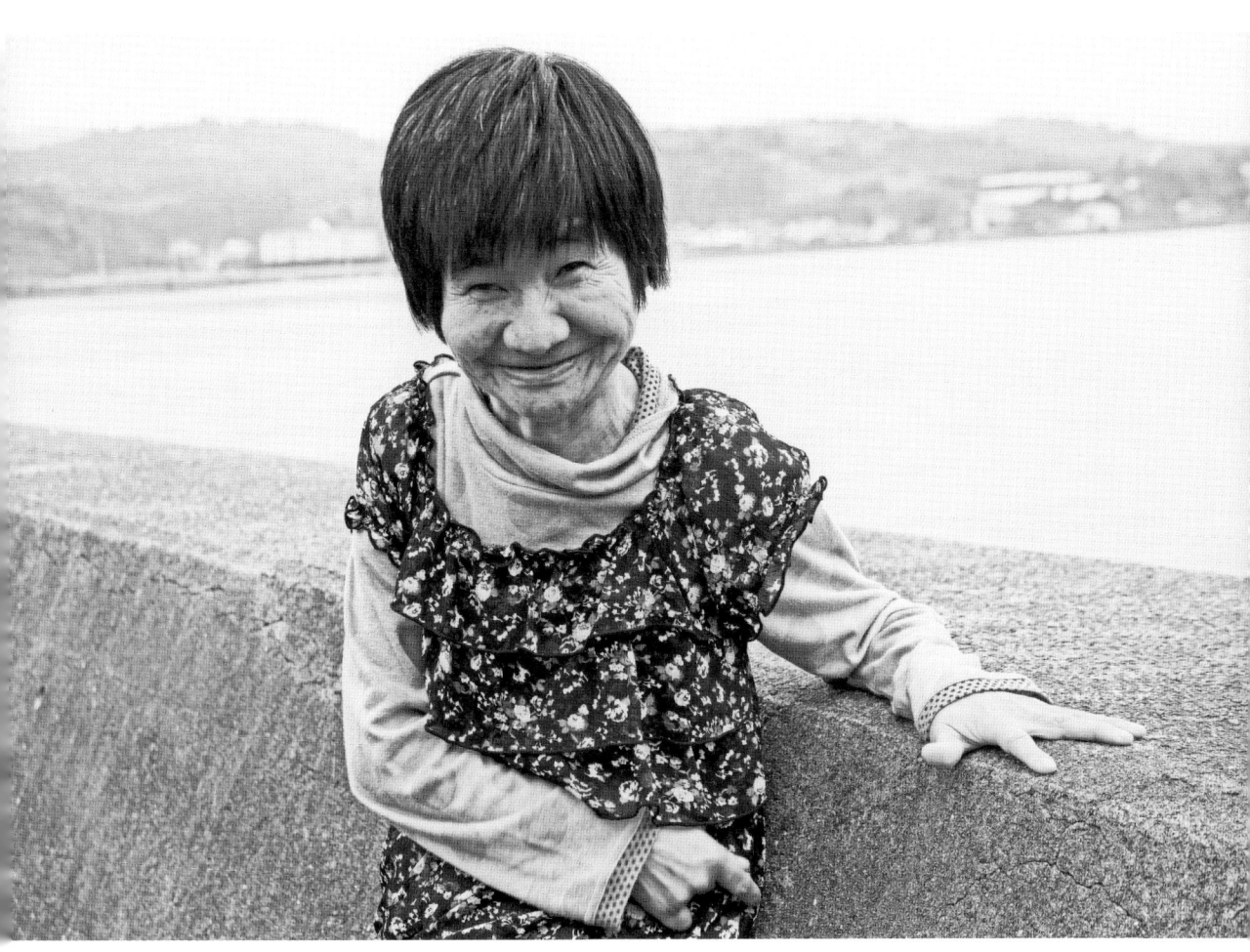

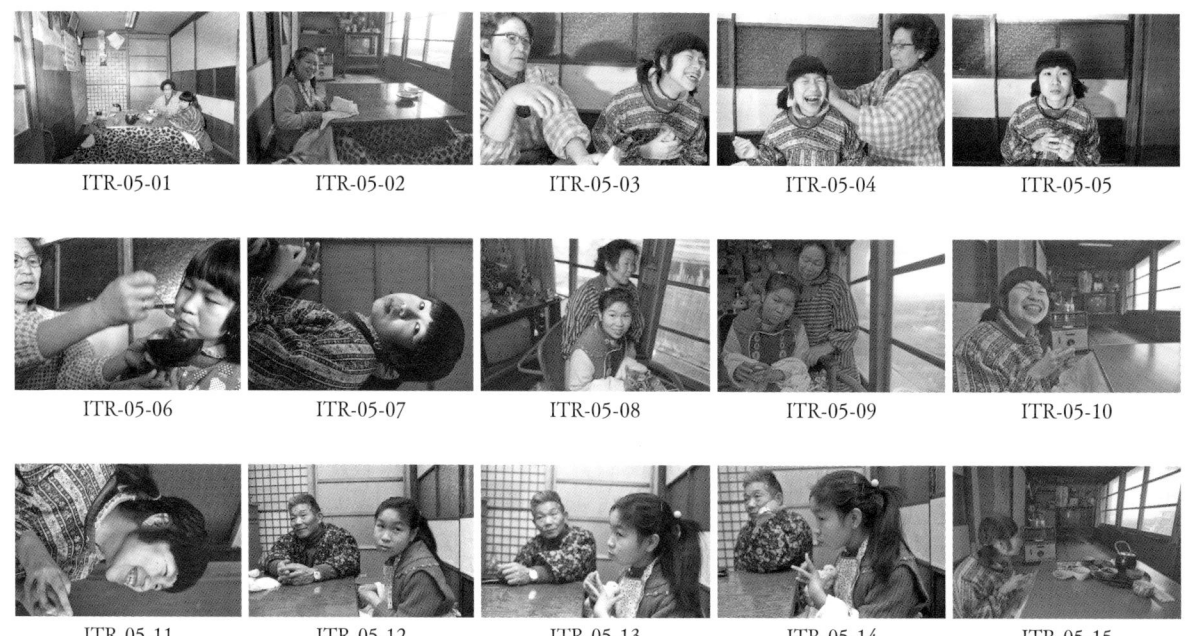

ITR-05-01	ITR-05-02	ITR-05-03	ITR-05-04	ITR-05-05
ITR-05-06	ITR-05-07	ITR-05-08	ITR-05-09	ITR-05-10
ITR-05-11	ITR-05-12	ITR-05-13	ITR-05-14	ITR-05-15

ITR-05-07
田中実子　1971年撮影
1953年、水俣市月の浦坪谷に生まれる。1956年、姉の静子と共に水俣病を発病。
指が痒いのか、あるいは痺れるのか、いつも指を擦り合わせてながら、虚ろな眼差しで私を見ていた。
照れたかと思うと憂鬱な顔になり、かと思うと奇声を上げて笑い、また泣いた。
「石川さんが来ると実子は機嫌がいいんですよ」と、
ときおり流れ出るヨダレを拭き取りながら母親が言った。
→エッセー「ユージンの「恋人」」(136ページ) 参照

ITR-05-09
田中実子　1971年撮影
自宅の窓から母親と海を眺めるのが日課になっている実子。
家の下はすぐ坪谷の入り江だった。
幼い頃、姉静子とこの磯で貝や魚を穫って遊んだ日々を思い出すことがあるのだろうか……。

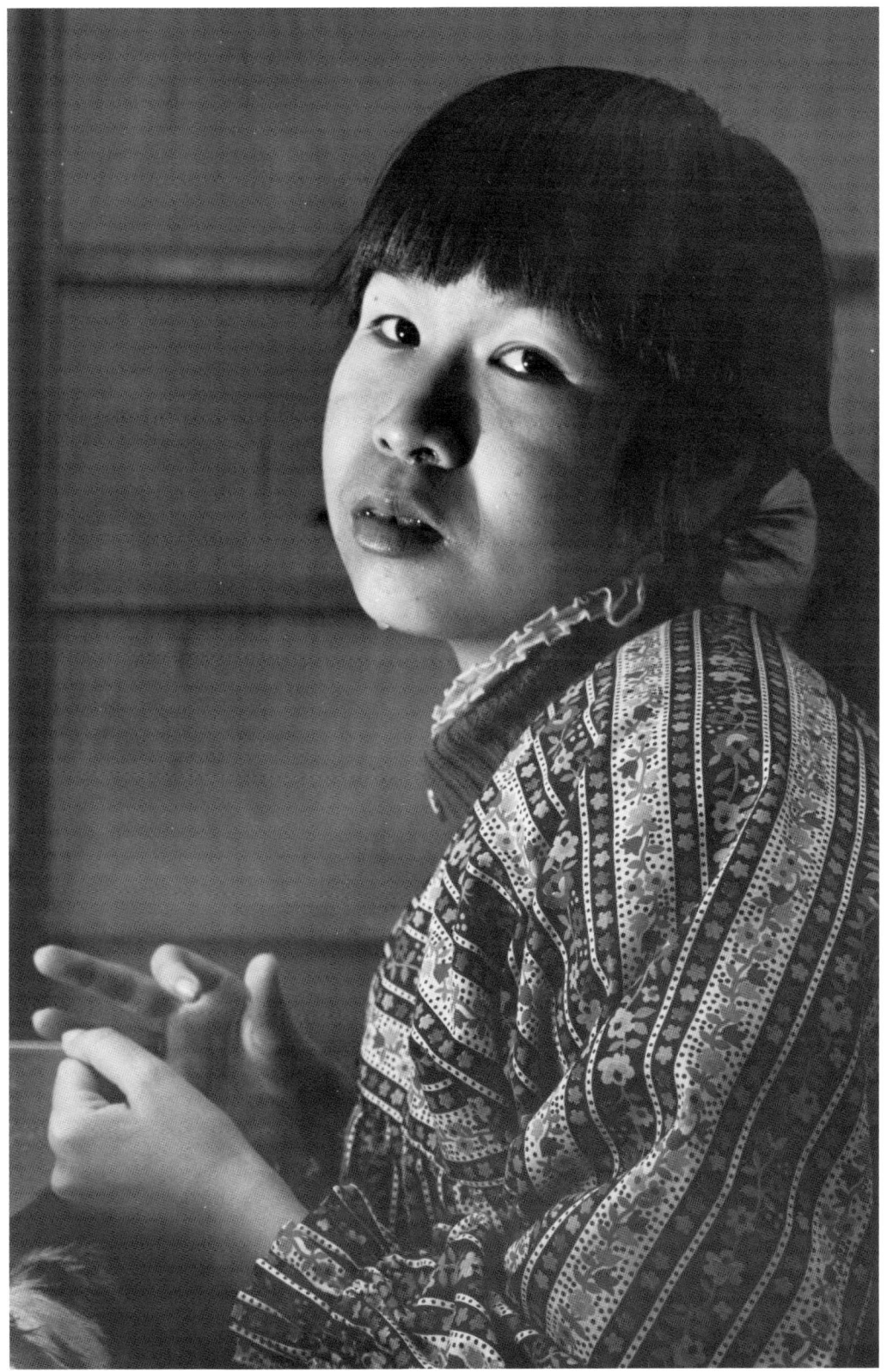

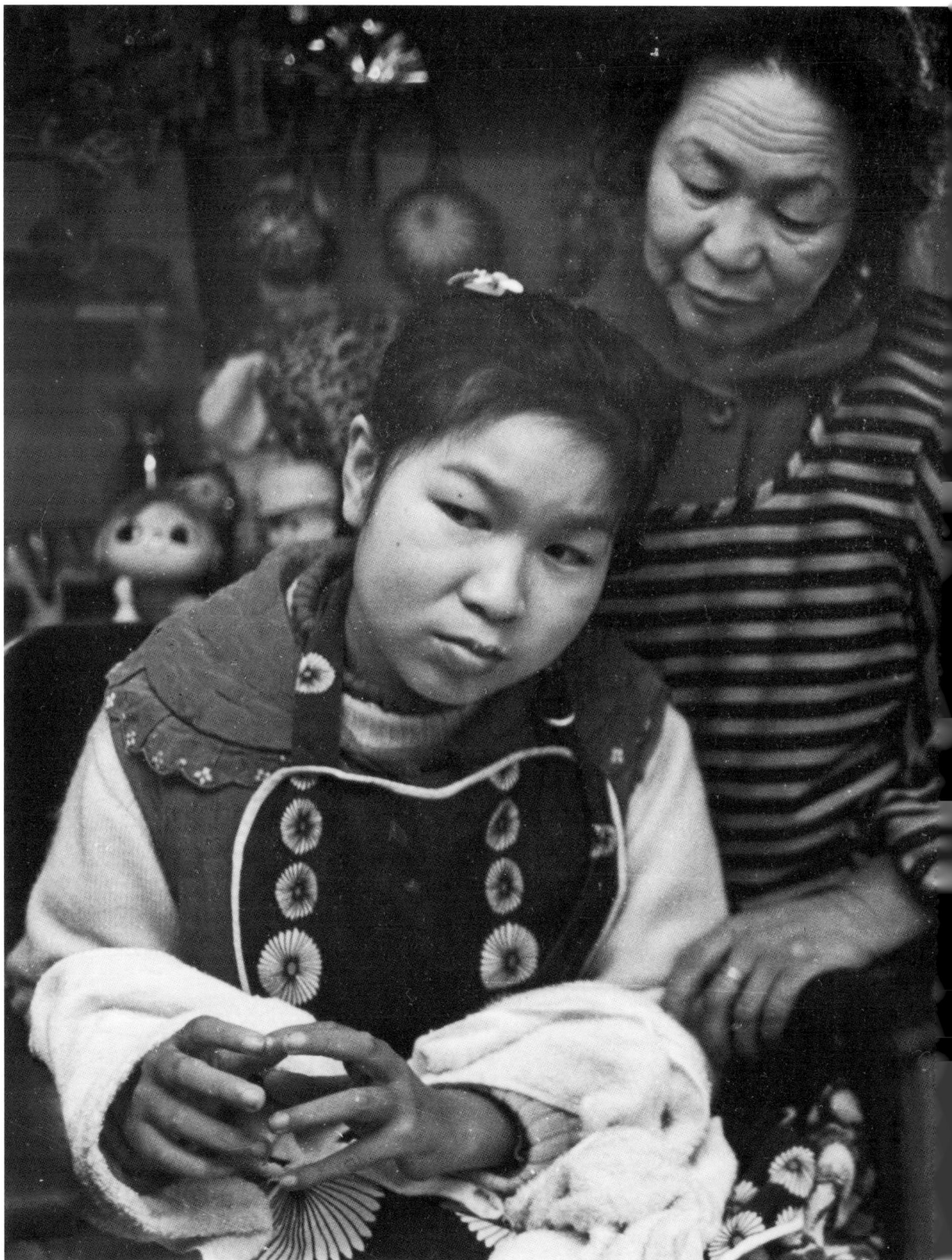

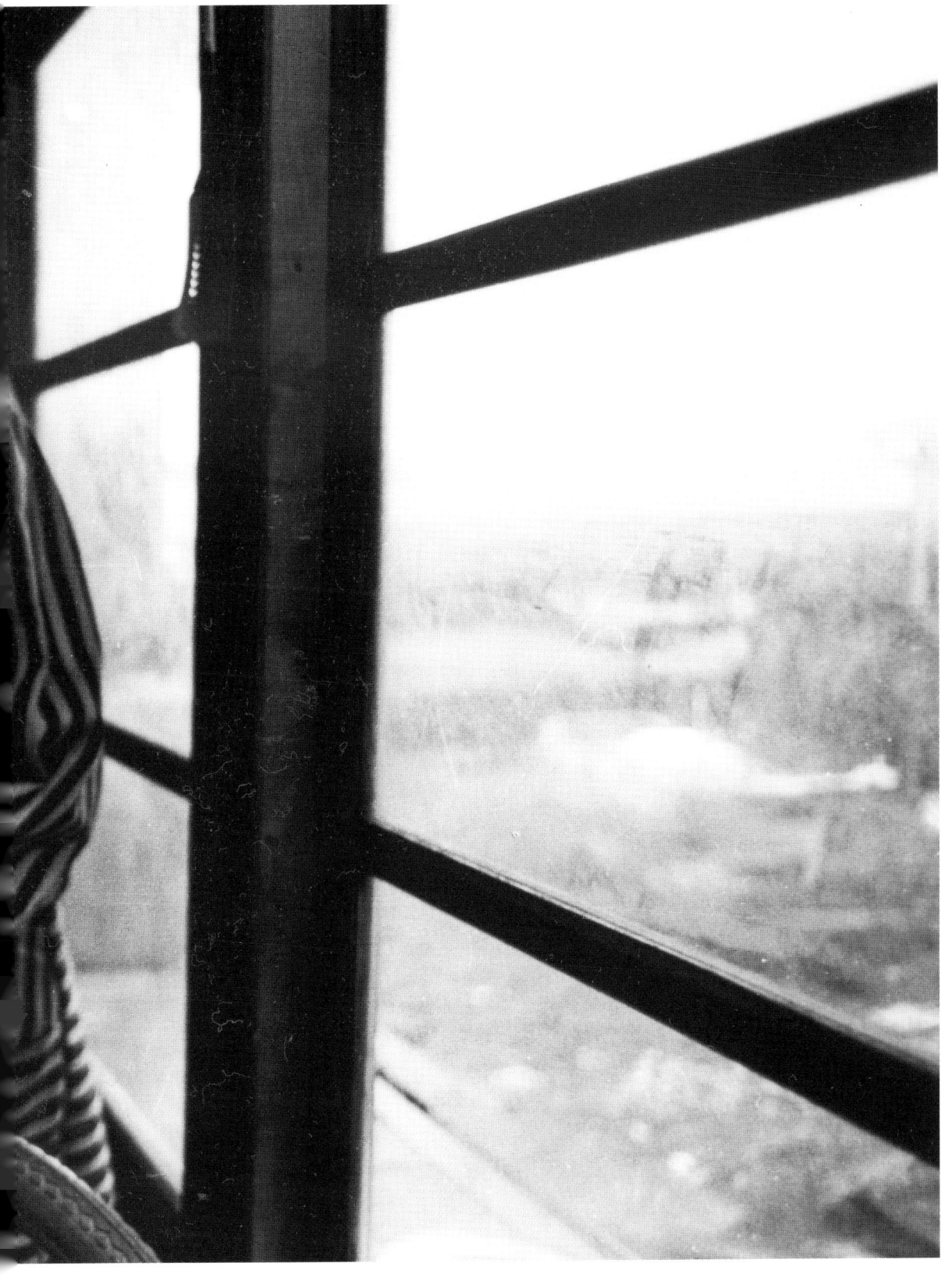

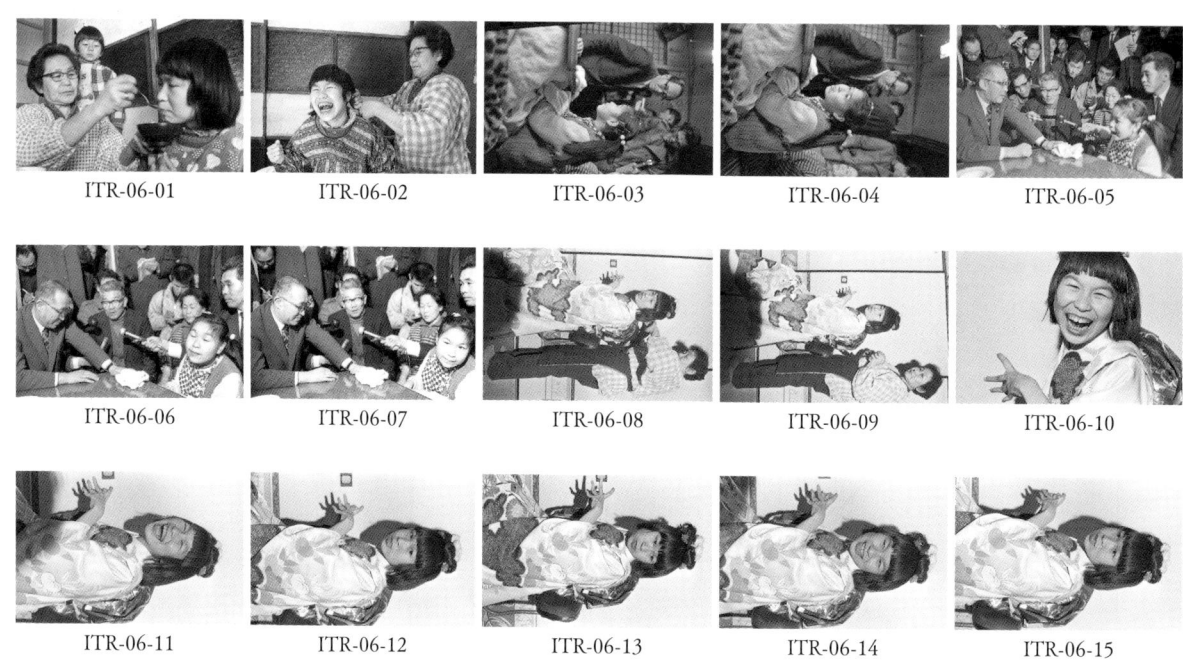

ITR-06-10
田中実子　1973年1月15日撮影
成人式を迎え、晴れ着に身を包んだ田中実子。
今日がハレの日だと解るのだろう。華やかな振りそでを着て機嫌がいい。
その後、1987年1月に父親、6月には母親が亡くなると、
「不安からか全然眠らんことになって」しまったという。
両親に代わって実子の世話をしていた実姉夫婦も体調が思わしくなく、
現在は、もっぱら通いの介護士が面倒をみている。

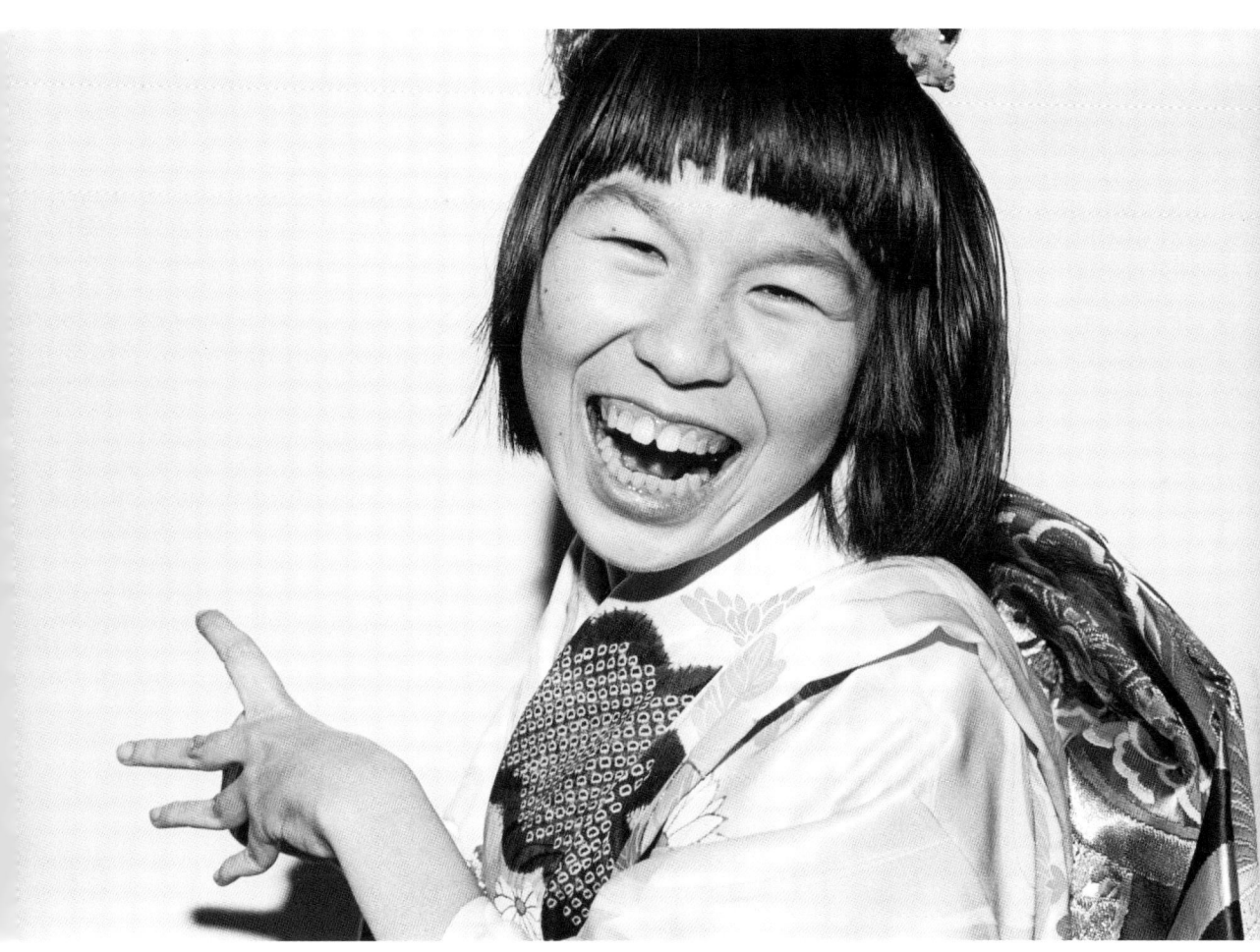

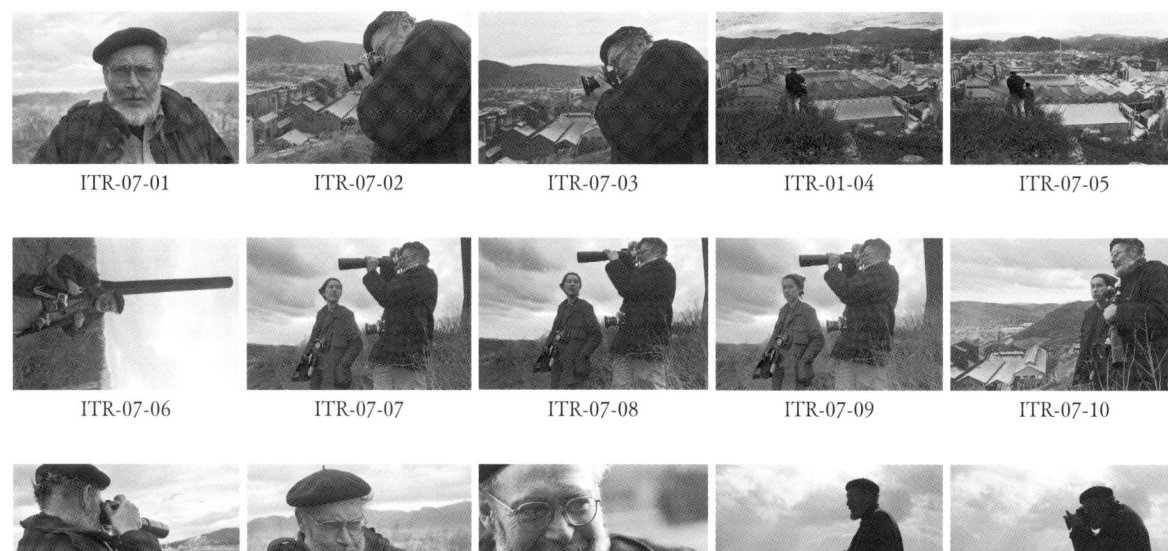

ITR-07-03
ユージン・スミス　1971年撮影
水俣のチッソ工場を裏山から撮影するユージン・スミス。
1971年秋、私がユージンのアシスタントになって最初の撮影だった。
冷たい風が吹き、空はどんよりとしていたが、彼は自信に溢れ、頼もしく見えた。
→エッセー「水俣での暮らし」(128ページ) 参照

ITR-07-05
ユージン・スミス　1971年撮影
チッソ工場の裏山から工場全体を眺めるユージンと妻アイリーン。
チッソ水俣工場は水俣市の中心部に広大な敷地や専用の港湾施設を有しており、
水俣市はまさにチッソの城下町であった。

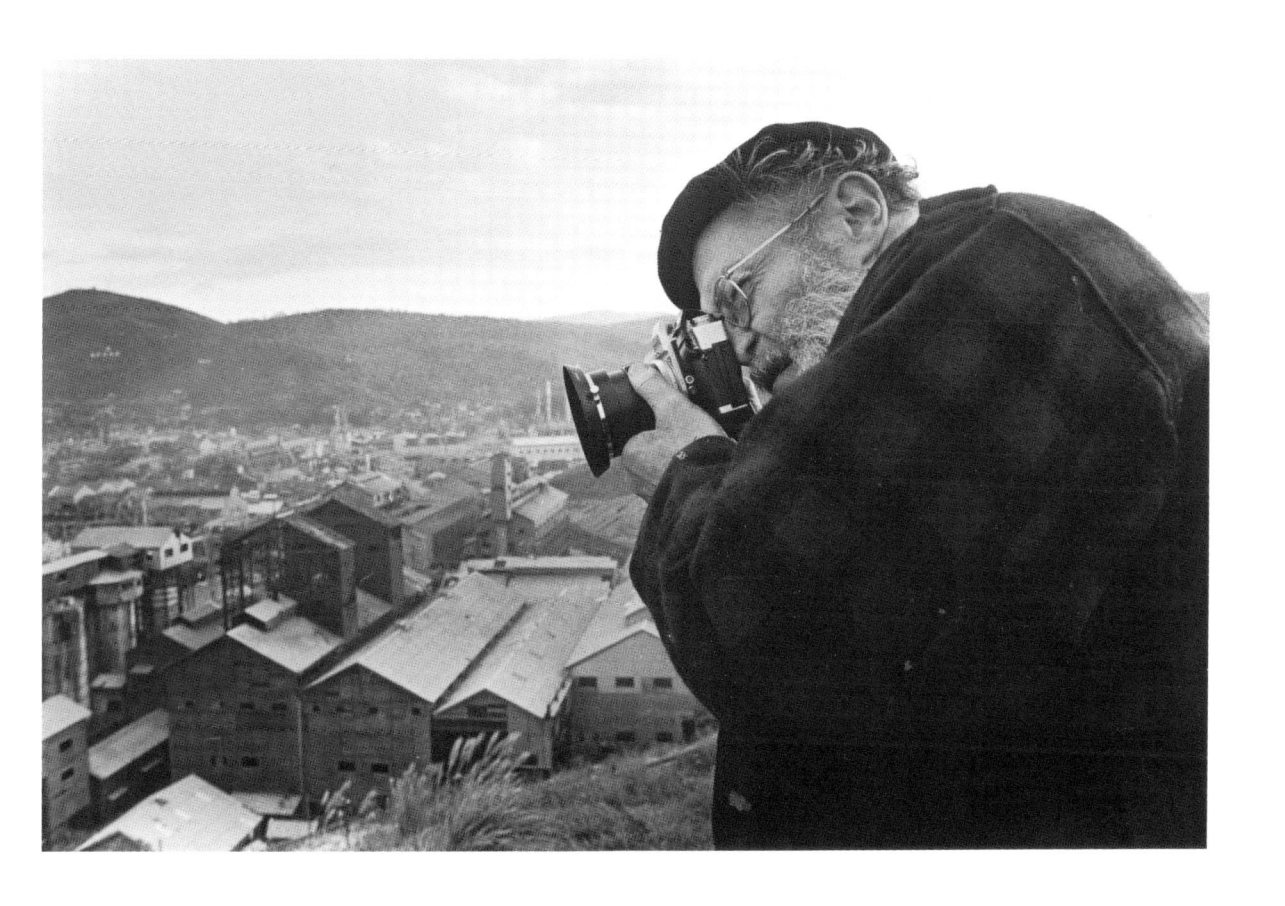

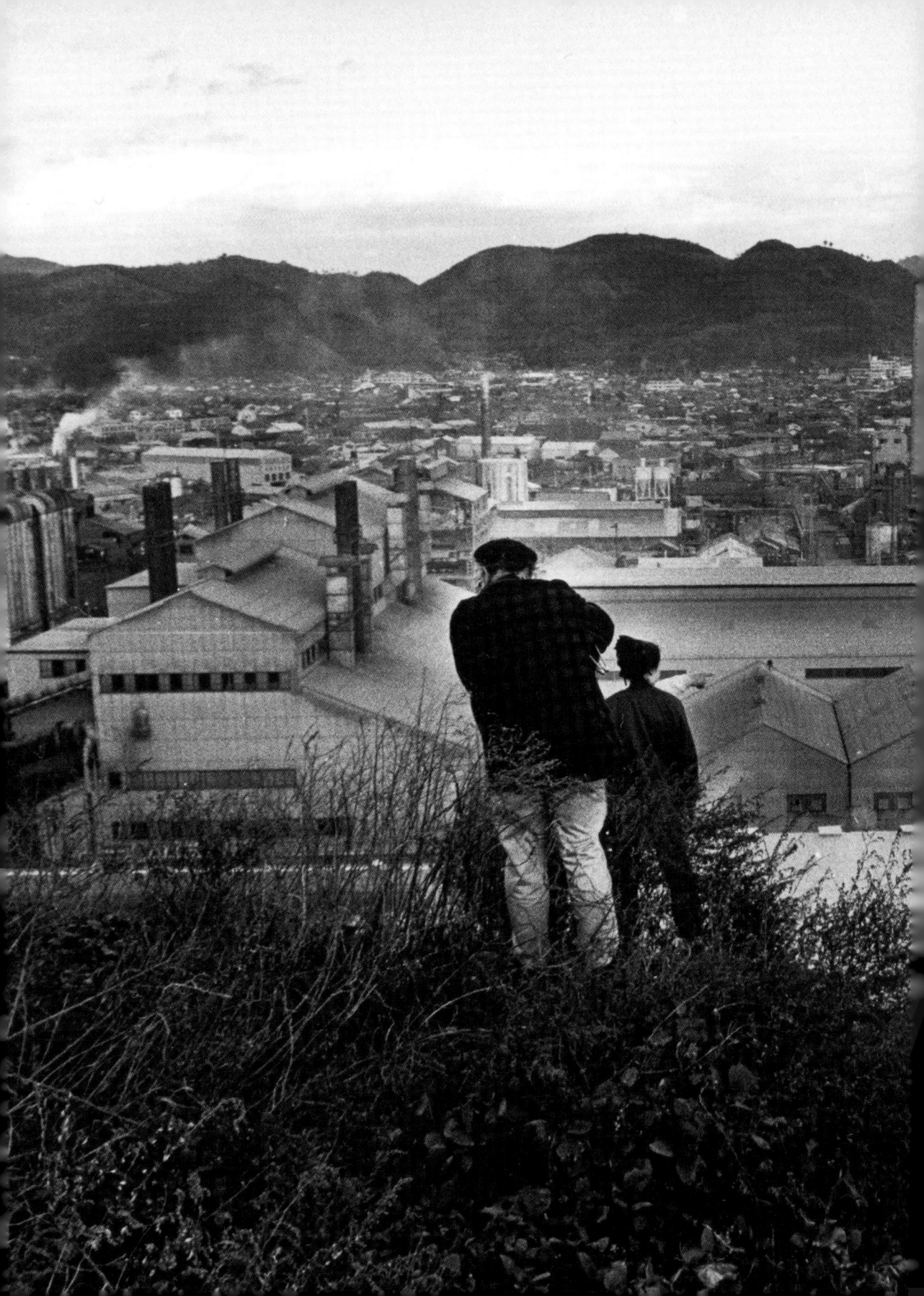

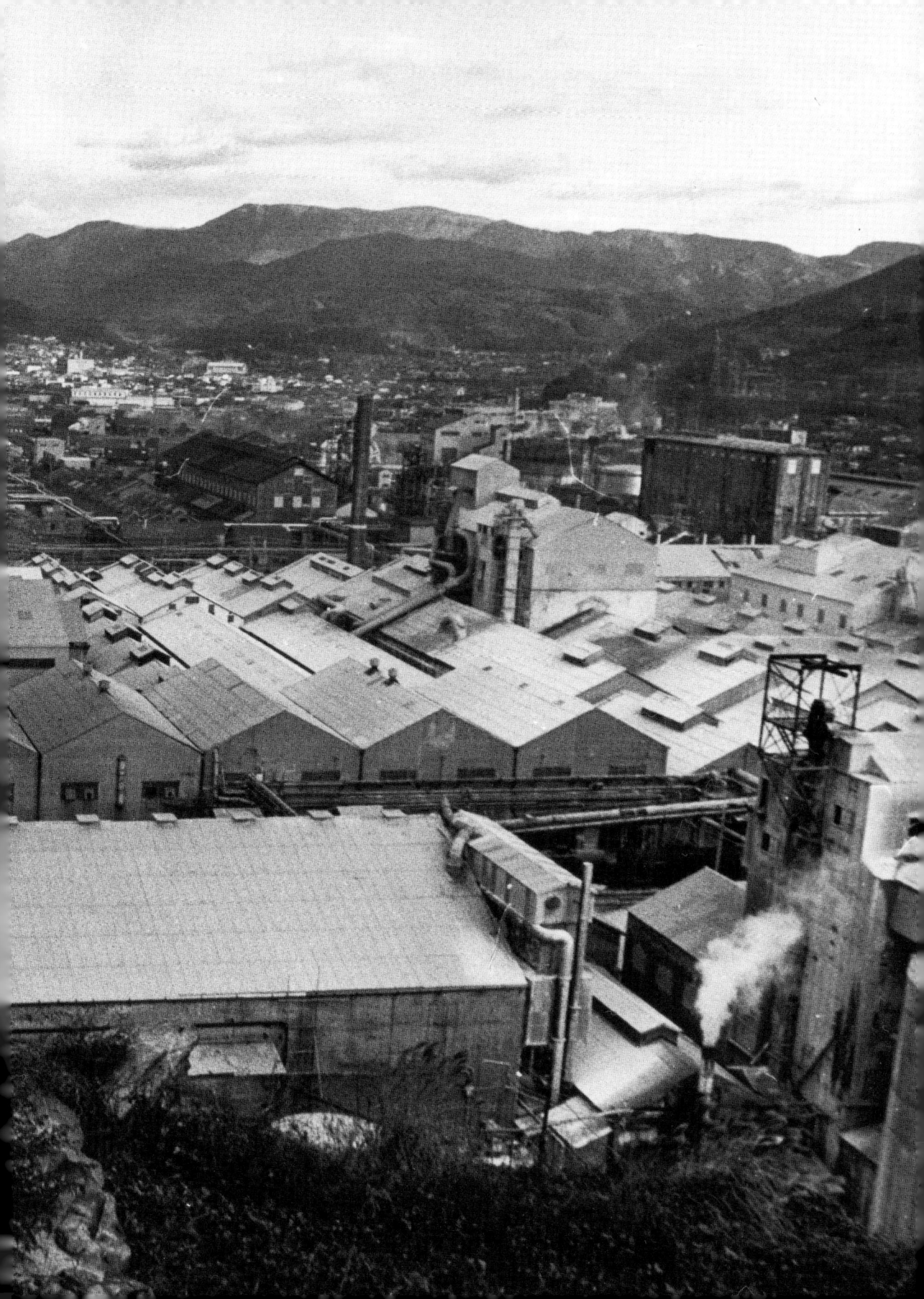

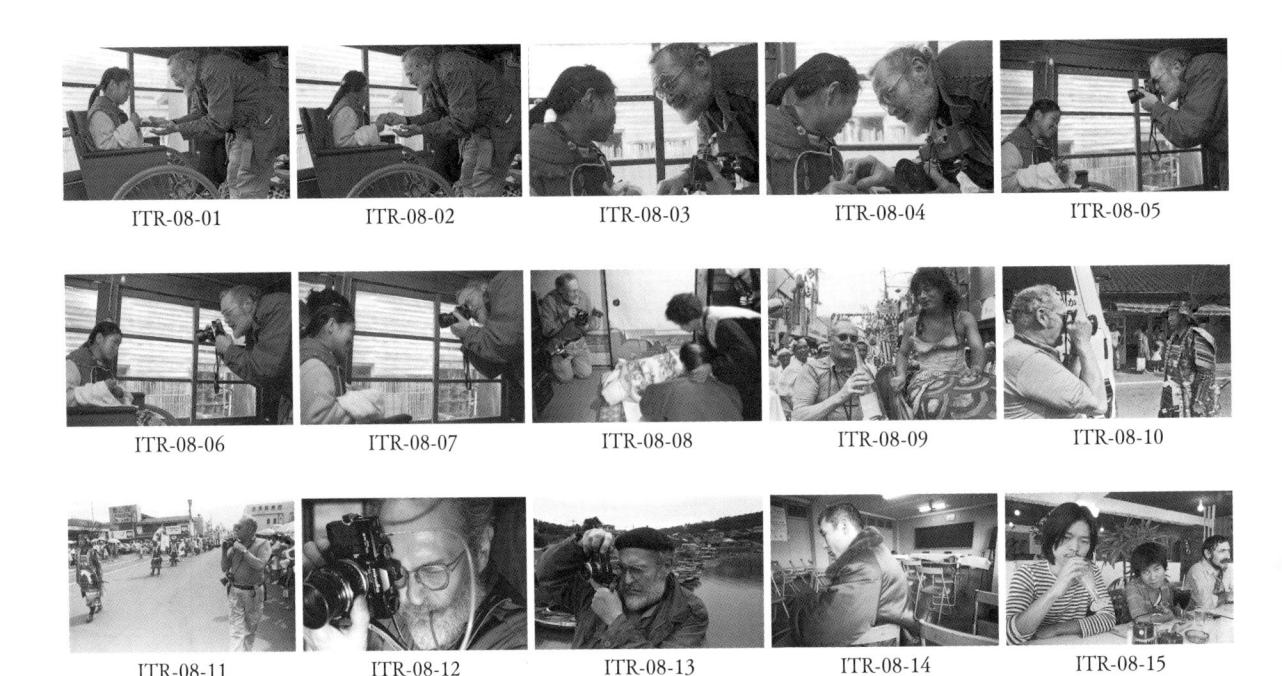

ITR-08-01	ITR-08-02	ITR-08-03	ITR-08-04	ITR-08-05
ITR-08-06	ITR-08-07	ITR-08-08	ITR-08-09	ITR-08-10
ITR-08-11	ITR-08-12	ITR-08-13	ITR-08-14	ITR-08-15

ITR-08-04
田中実子を撮影するユージン・スミス　1971年撮影
田中実子は「一目惚れといってもいいくらいユージン・スミスを虜にした」特別な人であった。
ユージンの住む出月から月の浦坪谷の田中家まではさほど遠くない。
ユージンは何度も何度も田中家に足を運び、
また集会や裁判でも繰り返し、機会あるごとに実子を撮影した。
そして、そのたびに嘆くのだった。
「私の写真には実子ちゃんの病が、苦悩がまだまだ写っていない」と……。
→エッセー「ユージンの「恋人」」(136ページ) 参照

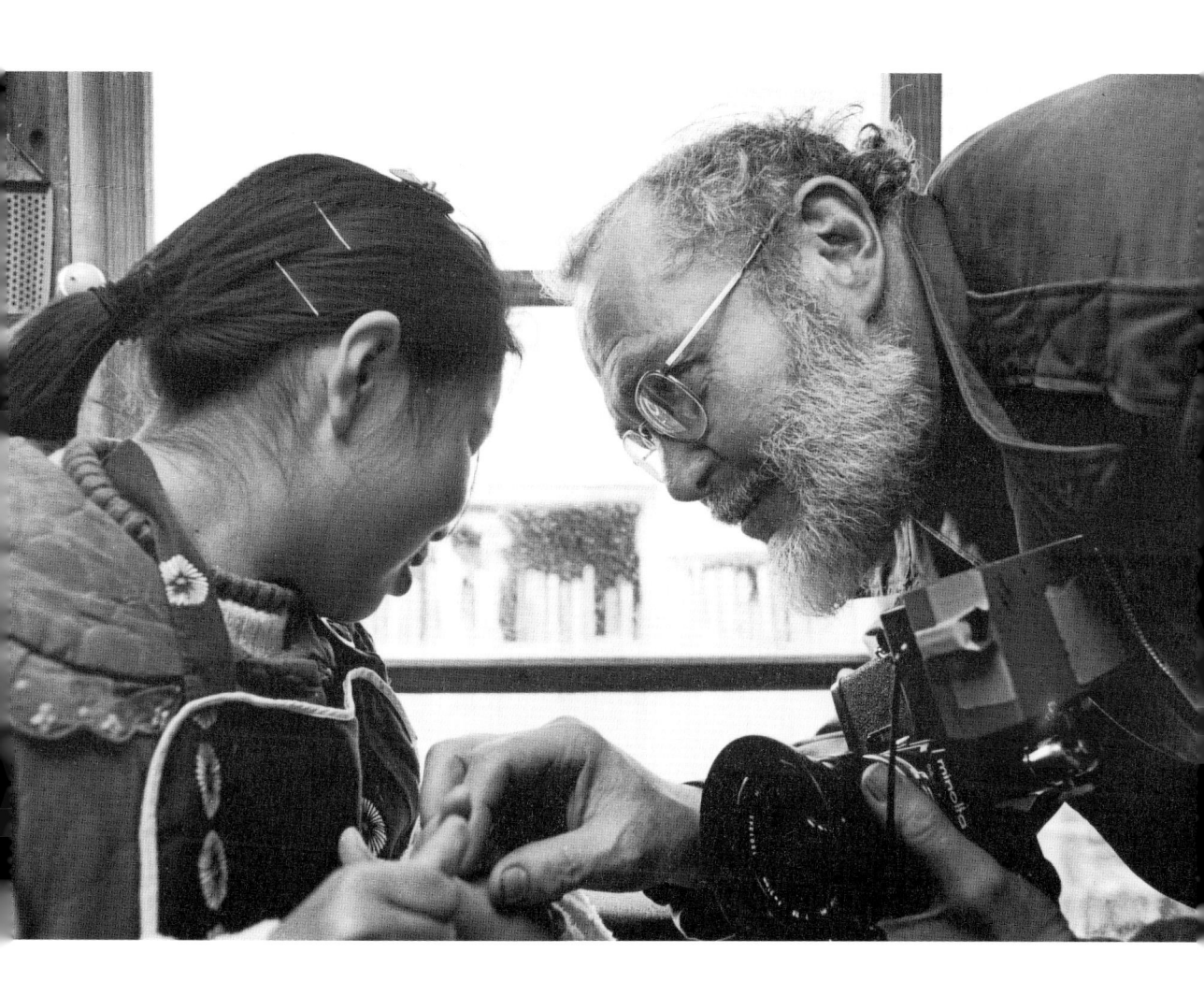

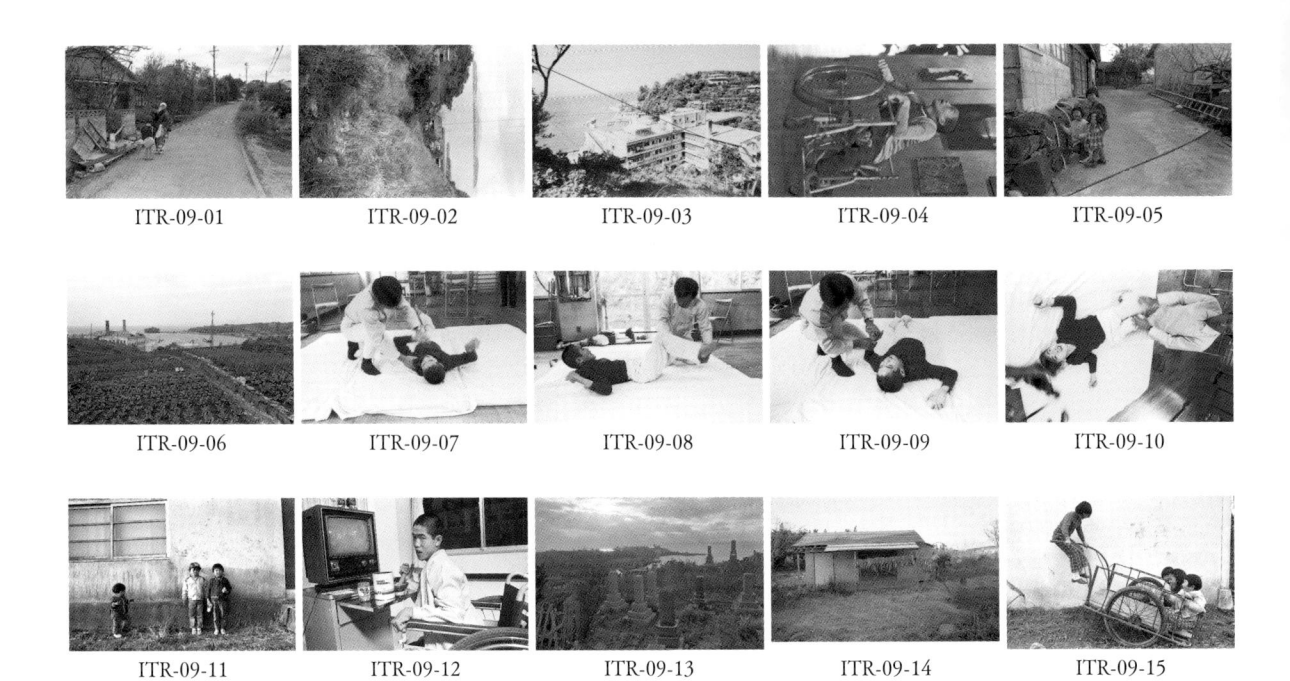

ITR-09-01　ITR-09-02　ITR-09-03　ITR-09-04　ITR-09-05
ITR-09-06　ITR-09-07　ITR-09-08　ITR-09-09　ITR-09-10
ITR-09-11　ITR-09-12　ITR-09-13　ITR-09-14　ITR-09-15

ITR-09-09
半永一光　1972年撮影
漁師、半永一喜の次男として1955年に生まれた胎児性水俣病患者である。
母親は生活苦から3人の子供を残して蒸発。
幼少の頃から水俣病療養施設、水俣市立明水園で暮らす。
写真は明水園でリハビリに励む半永。

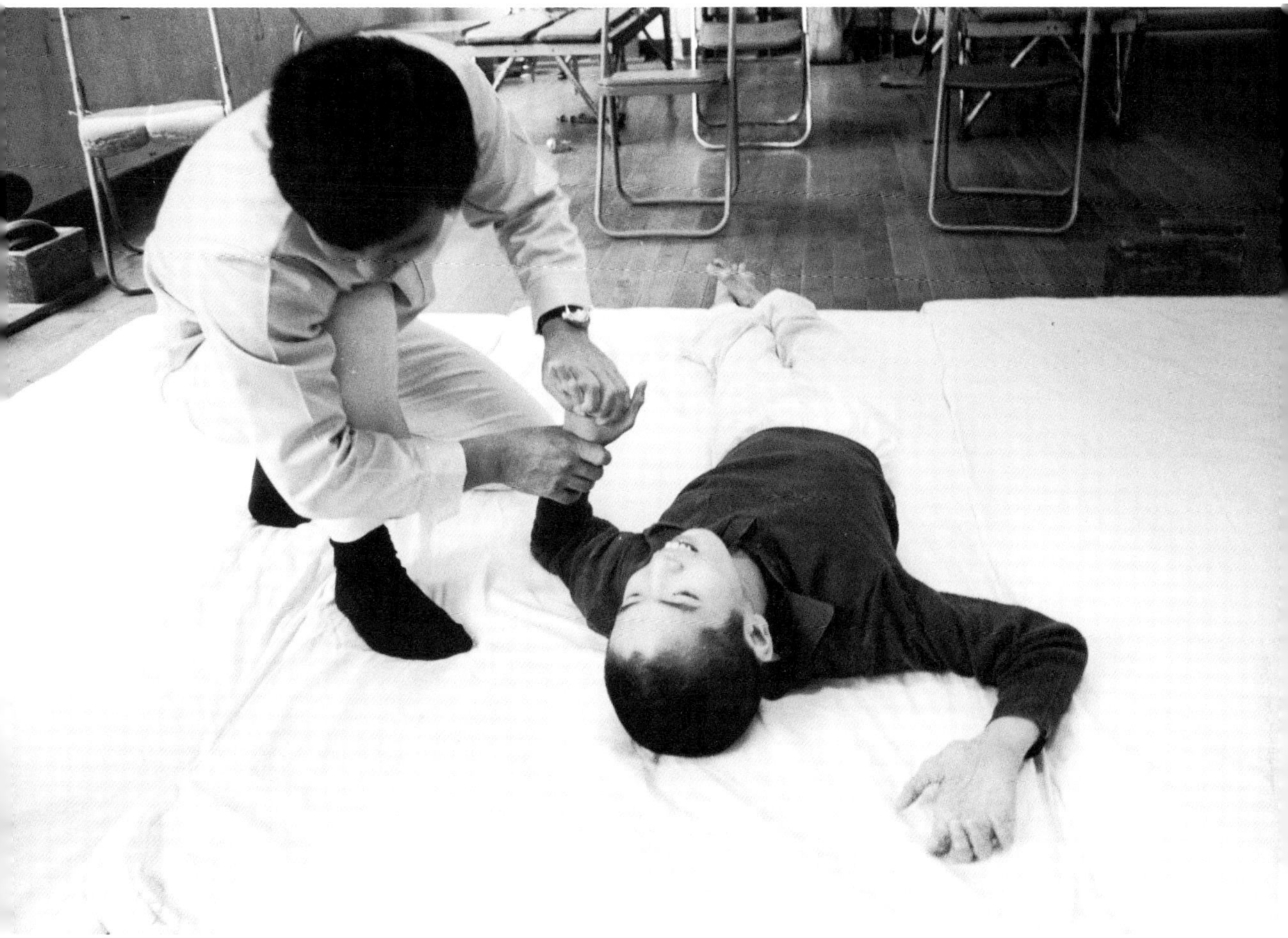

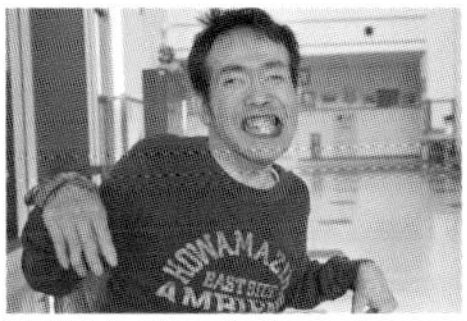

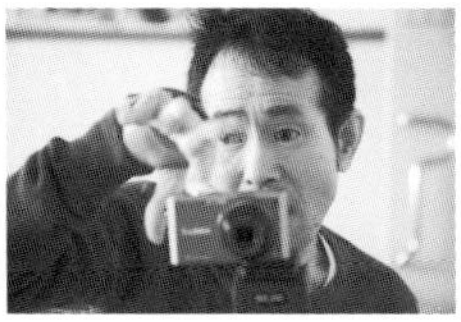

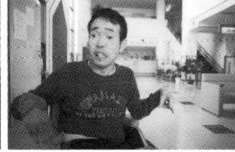

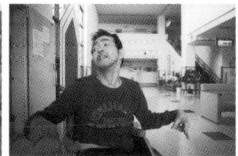

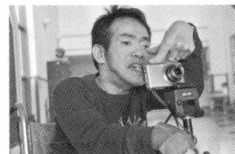

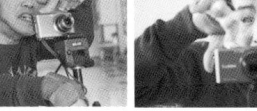

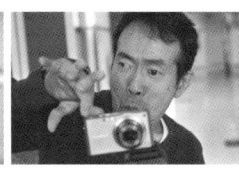

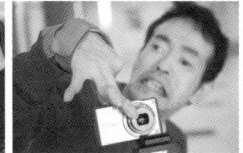

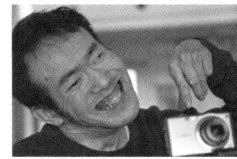

ITR-10-01	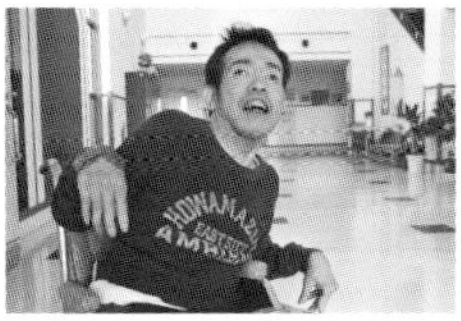 ITR-10-02	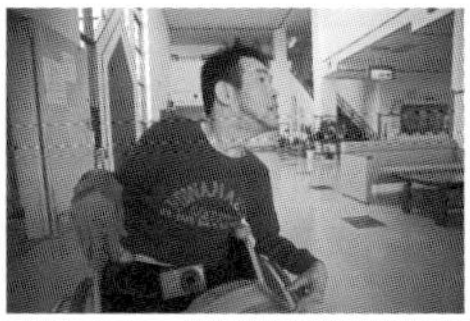 ITR-10-03	ITR-10-04	ITR-10-05
ITR-10-06	ITR-10-07	ITR-10-08	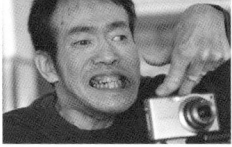 ITR-10-09	ITR-10-10
ITR-10-11	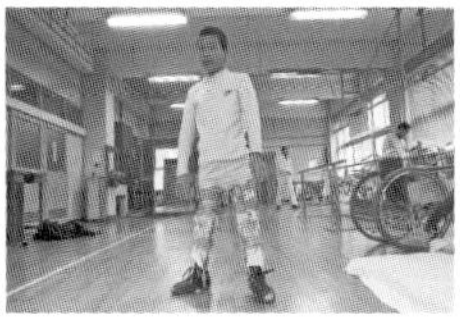 ITR-10-12	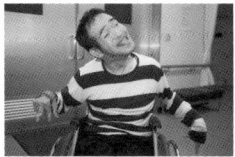 ITR-10-13	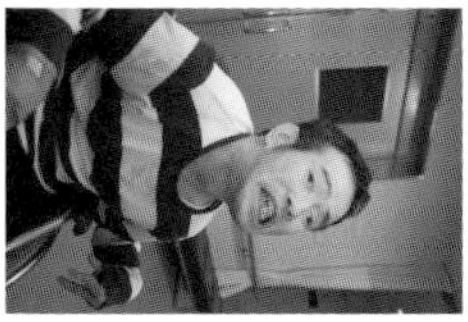 ITR-10-14	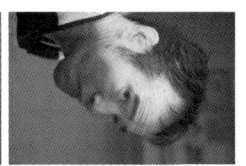 ITR-10-15

ITR-10-11
半永一光　2010年撮影
写真が好きな半永は車椅子に一脚を固定し、不自由な手でデジタルカメラのシャッターを押す。
自分が暮らす明水園での生活を撮った作品は、
1995年に写真集として出版され、あわせて写真展も開かれた。
今でもことあるごとにカメラを持ってきて撮影している。

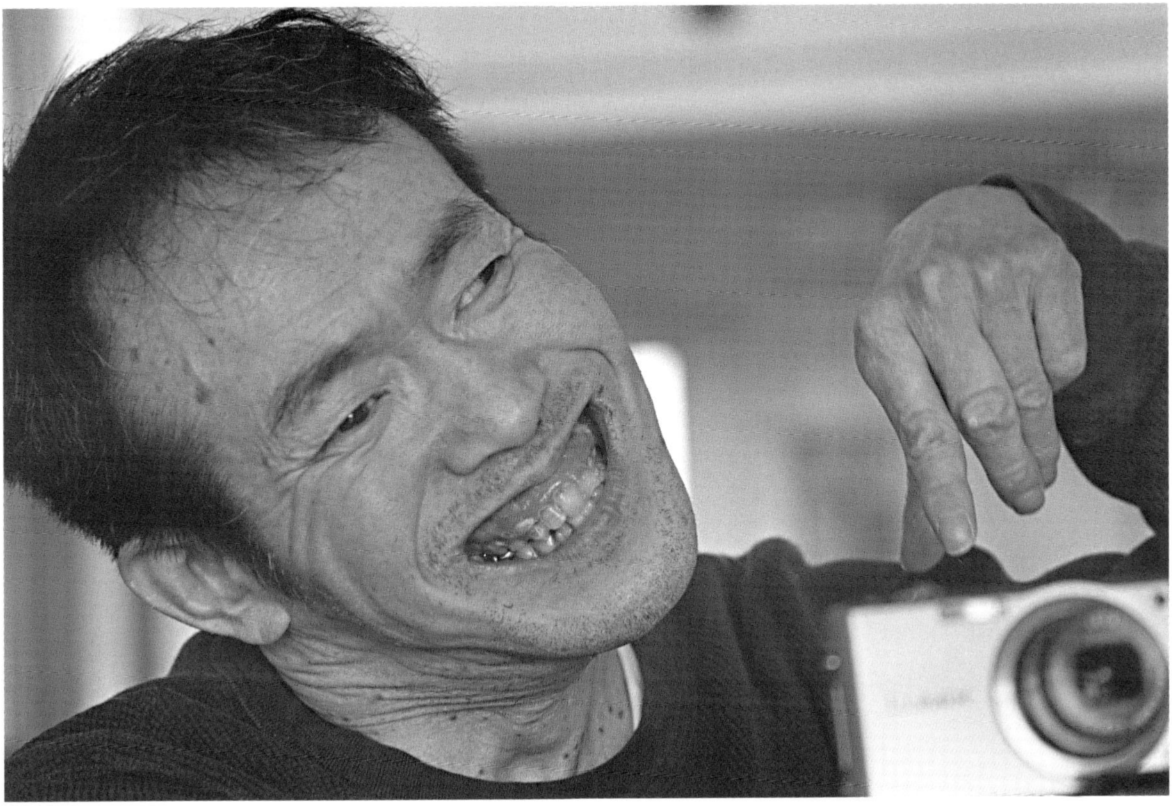

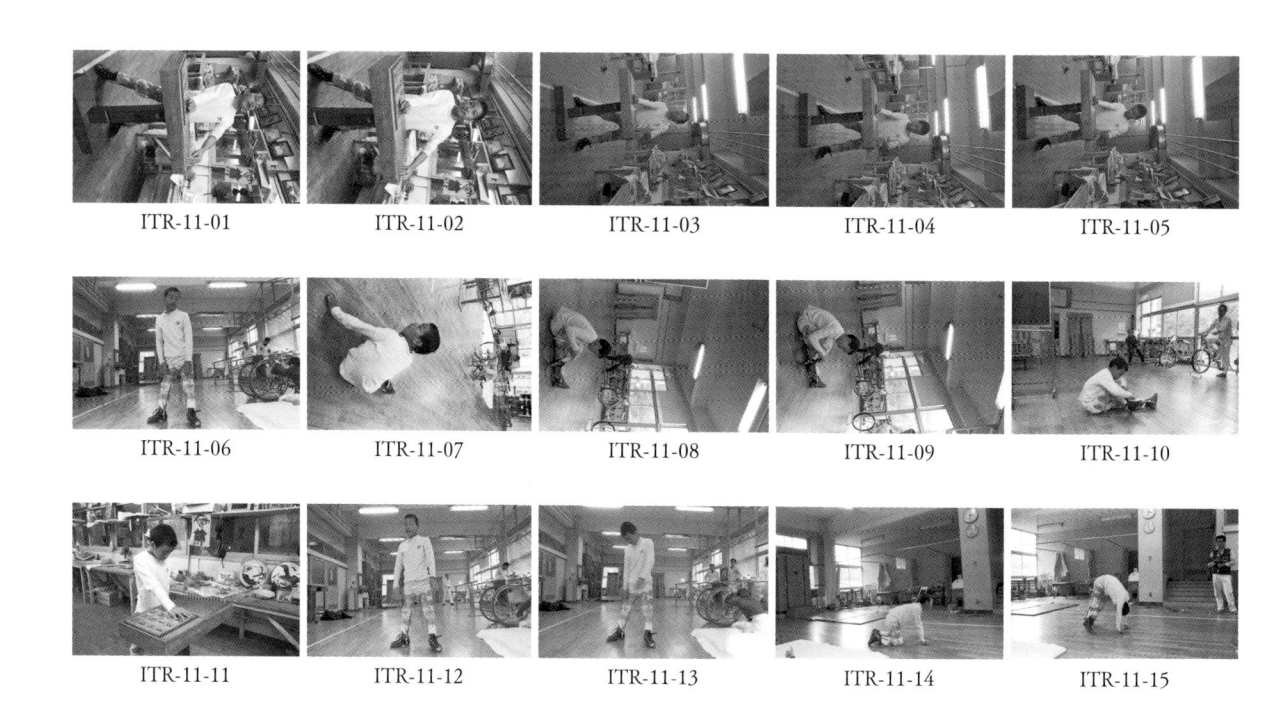

ITR-11-01	ITR-11-02	ITR-11-03	ITR-11-04	ITR-11-05
ITR-11-06	ITR-11-07	ITR-11-08	ITR-11-09	ITR-11-10
ITR-11-11	ITR-11-12	ITR-11-13	ITR-11-14	ITR-11-15

ITR-11-07
長井勇　1973年撮影
長井は小さいときから歩けなかった。8歳で湯の児病院に入院し、
12歳になってリハビリをしながら病院内にある市立第一小学校の分校に通った。
「家の近くに小学校があり、自分は当然そこへ行くと思っていたので残念だった」と語る。
21歳で中学を卒業、今は9年間の学校生活の思い出が大切な「宝」だという。

ITR-11-13
長井勇　1973年撮影
胎児性水俣病である長井の日課は過酷なリハビリテーションである。
当時も今も水俣病に有効な治療薬は無い。
リハビリテーションも病気の進行を遅らせることしかできない。

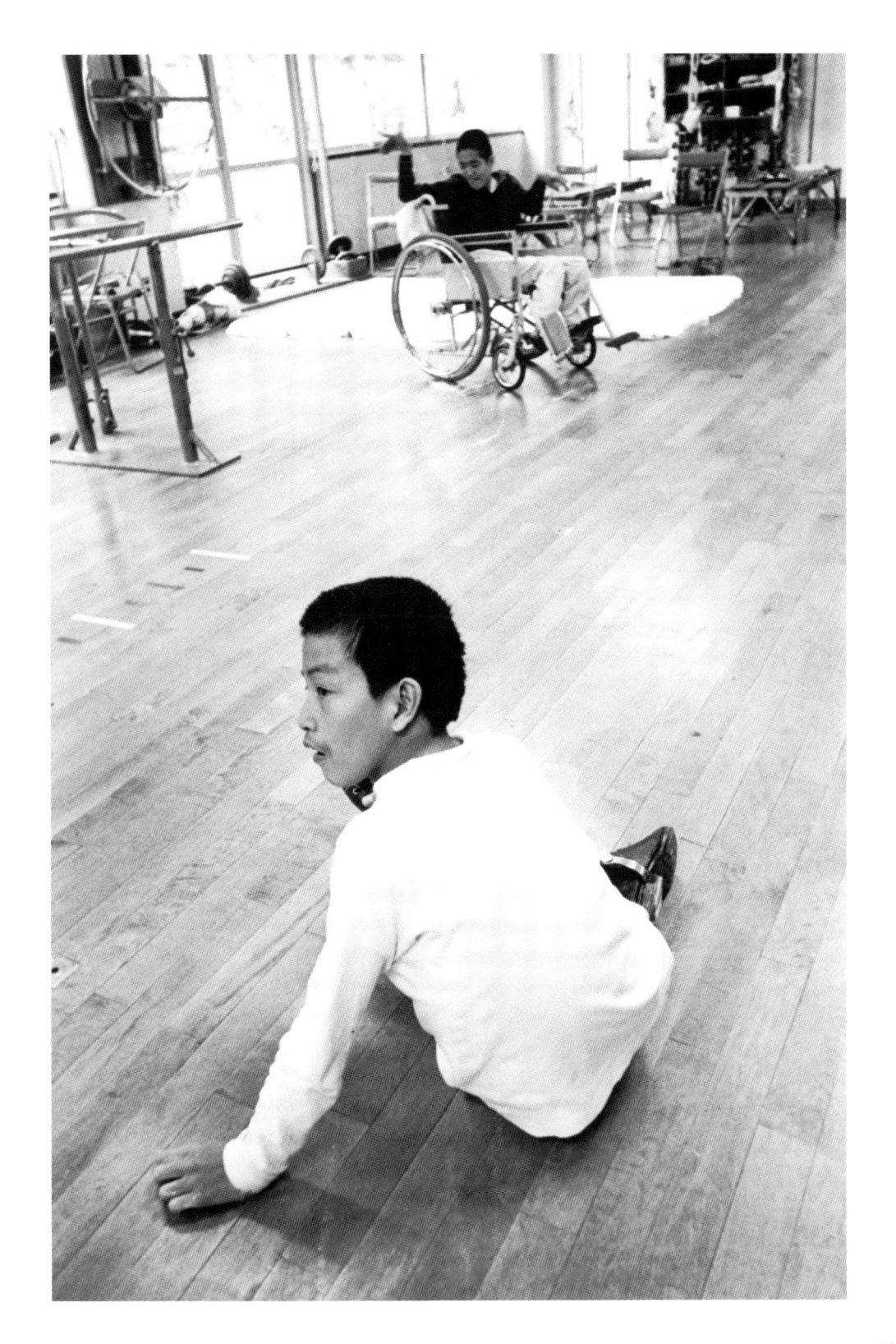

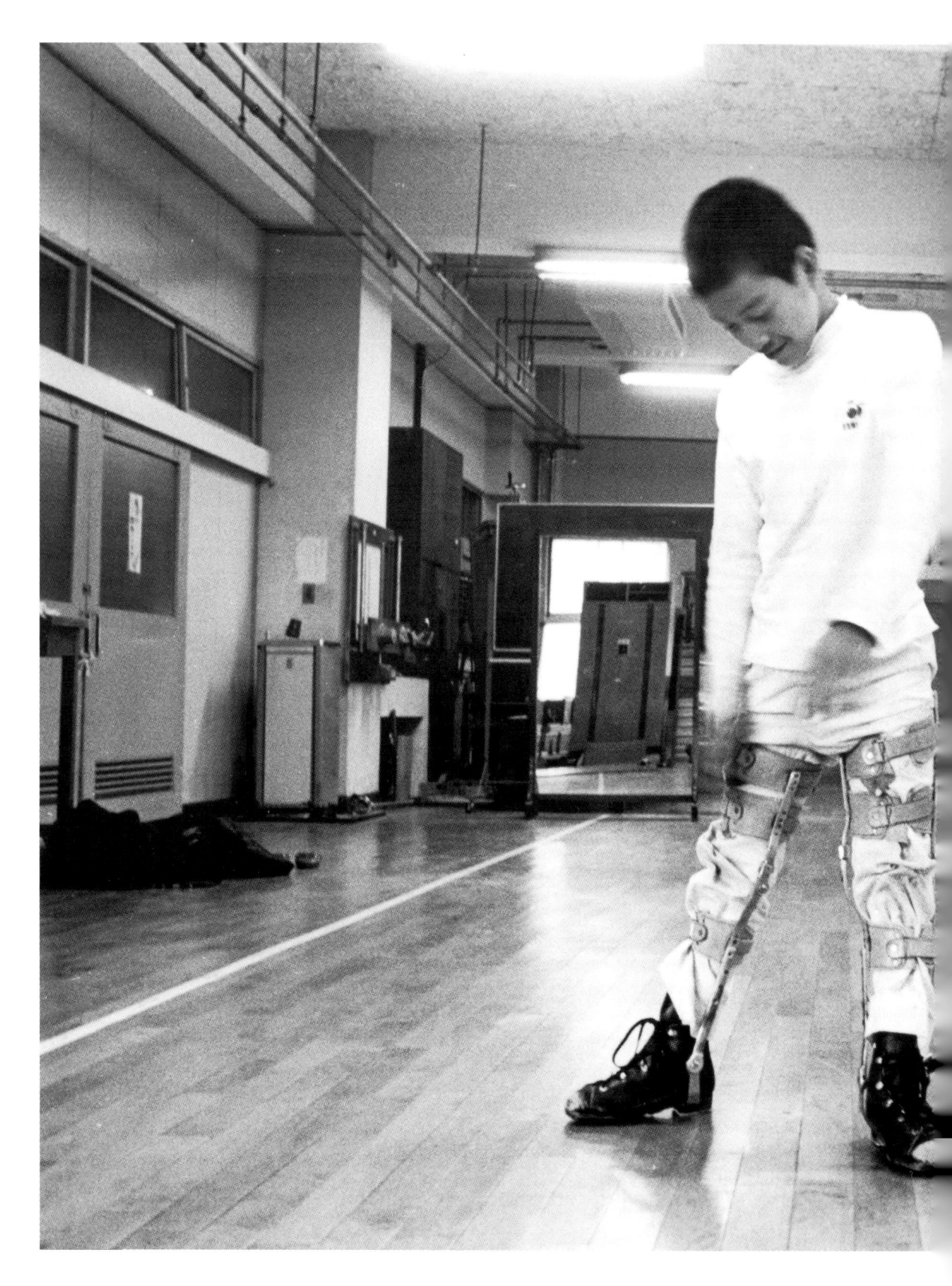

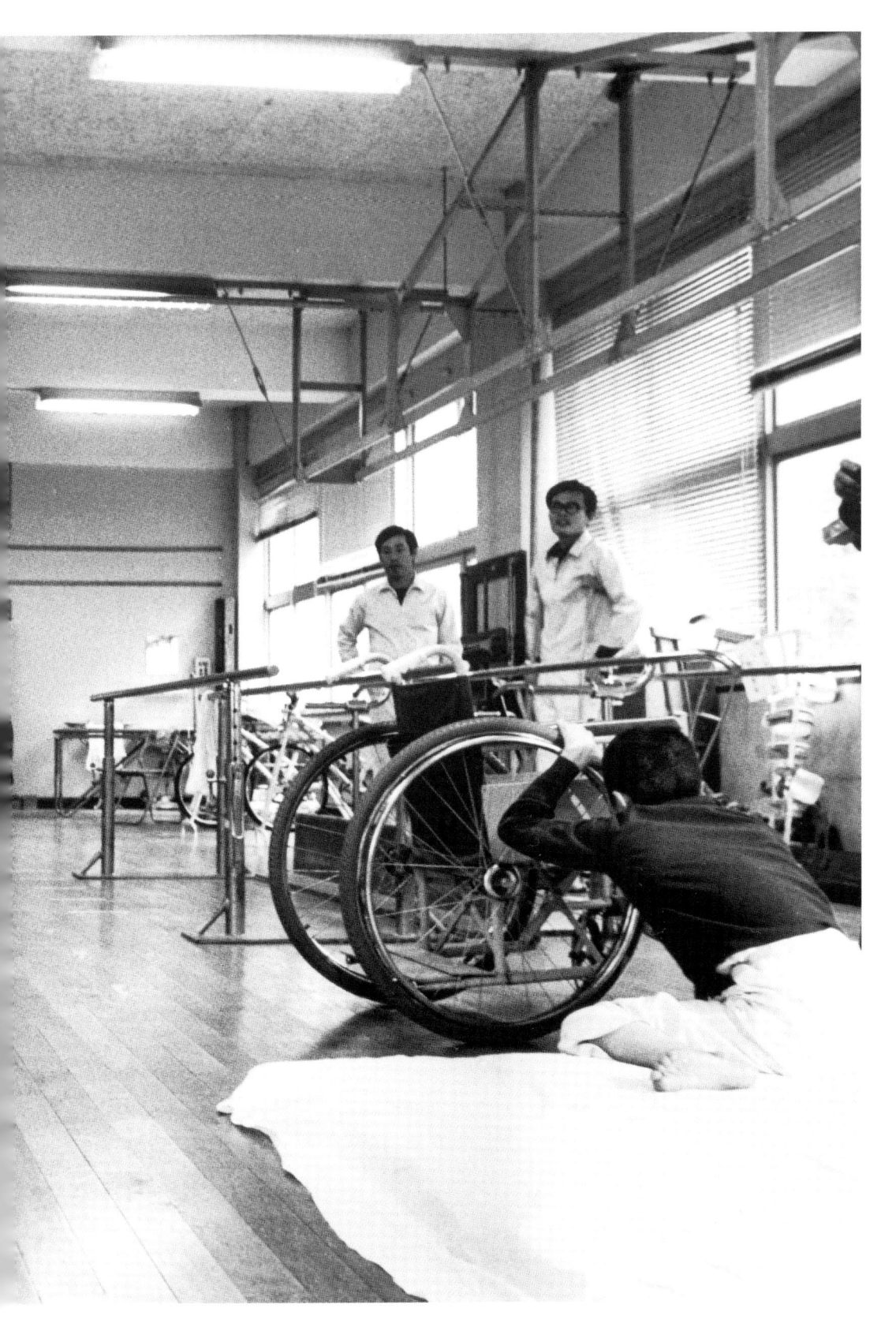

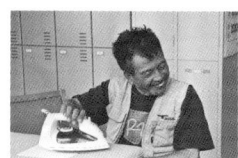

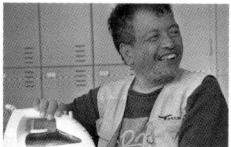

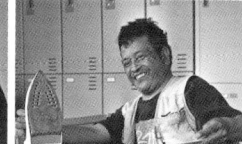

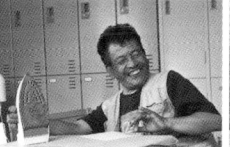

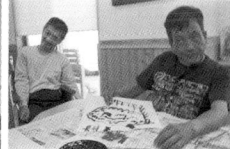

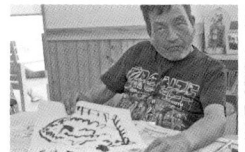

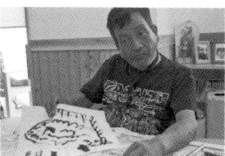

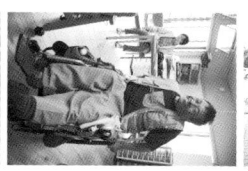

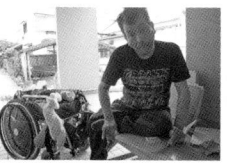

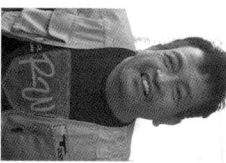

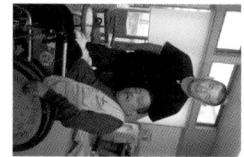

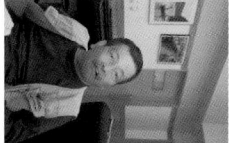

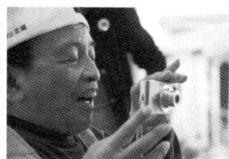

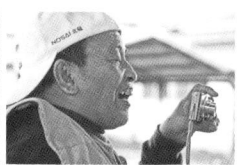

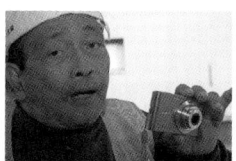

ITR-12-01	ITR-12-02	ITR-12-03	ITR-12-04	ITR-12-05
ITR-12-06	ITR-12-07	ITR-12-08	ITR-12-09	ITR-12-10
ITR-12-11	ITR-12-12	ITR-12-13	ITR-12-14	ITR-12-15

ITR-12-08
長井勇　2011年撮影
病院での生活を嫌い、出水市の自宅から水俣市内にある患者支援施設「ほっとはうす」に通っている。
子供のときから大のカメラ好きで、出かけるときは一眼レフカメラを手放さない。
1972年当時、撮るだけでは満足できず、
ユージン・スミスの仕事場に来て自分でプリントまでしたこともある。
車椅子生活ながら身のまわりのことは自分で自由にできていたが、
2010年12月頃から急に身体に力が入らなくなってしまった。
ひとりでは車椅子に乗ることも降りることもできなくなり、食事もままならない。
しきりに私の一眼レフカメラを覗いてみたがったが、
自力では重いカメラを構えることもできず、それをまた悔しがった。

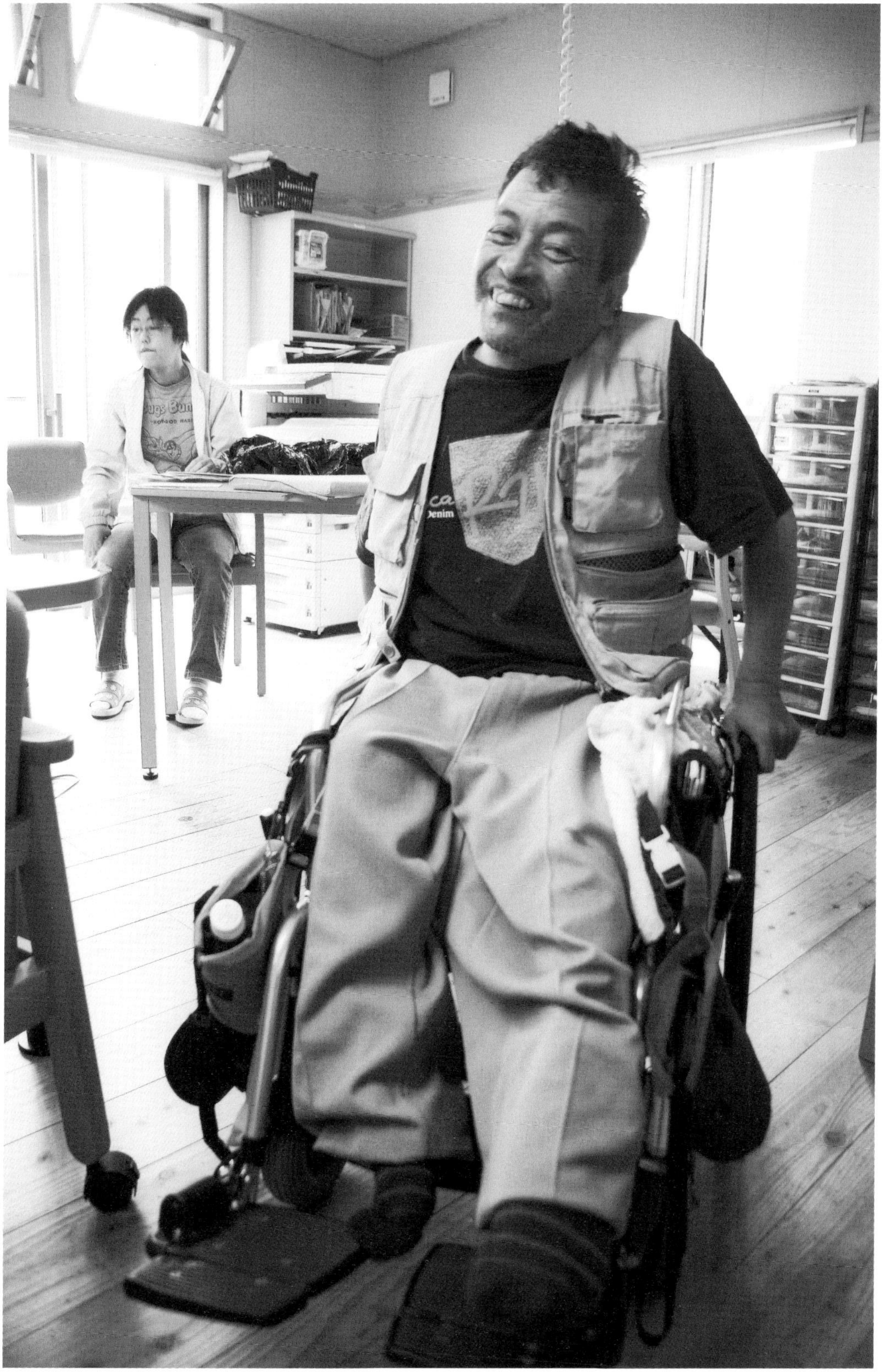

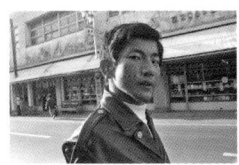

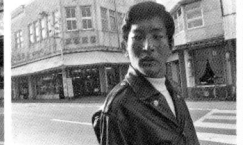

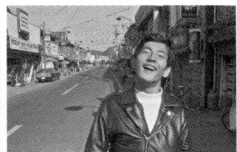

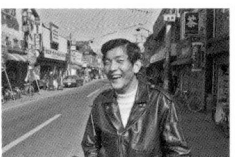

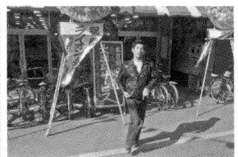

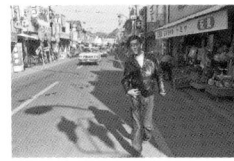

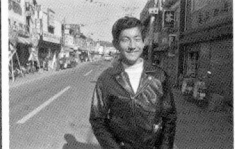

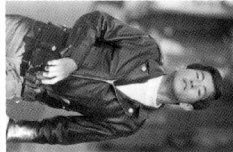

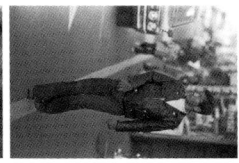

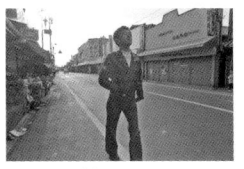

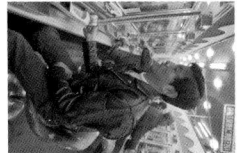

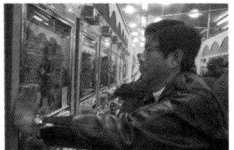

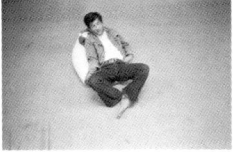

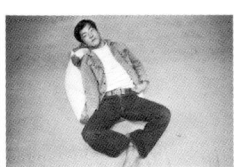

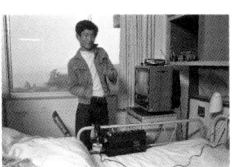

ITR-13-01	ITR-13-02	ITR-13-03	ITR-13-04	ITR-13-05
ITR-13-06	ITR-13-07	ITR-13-08	ITR-13-09	ITR-13-10
ITR-13-11	ITR-13-12	ITR-13-13	ITR-13-14	ITR-13-15

ITR-13-08
金子雄二　1972年撮影
1956年生まれの胎児性水俣病患者である。
金子家は水俣市明神に広大な土地を持つ農家で、目の前には水俣湾が広がり、そこでとれる魚を食べていた。
金子は青年になったら働きたい、働くことで社会に認められたいと願っていたが、
仕事には恵まれなかった。
そんなとき本気で考えたのが大好きなパチンコで飯を食う、プロのパチンコ師である。
時折、不自由な足でパチンコ屋に通う金子の姿を見かけた。
その後、金子は20年の歳月をかけて、仲間たちと、仕事の場「ほっとはうす」を作った。

ITR-13-14
金子雄二　1972年撮影
明水園でのスナップ。
当時チッソは、金子家から魚介類を購入して猫に与える実験をくり返していた。
そして、自社の排水が水俣病の原因であることを確認していながら公表しなかった。
それは無辜(むこ)の民を危険にさらす人体実験をしていたのと同義である。
金子は生まれて１年たっても首が据わらず、
這うこともできず脳性小児麻痺と診断されていた。
幼少のころから平衡感覚や言語に障害があり、多くの差別を受けることになる。

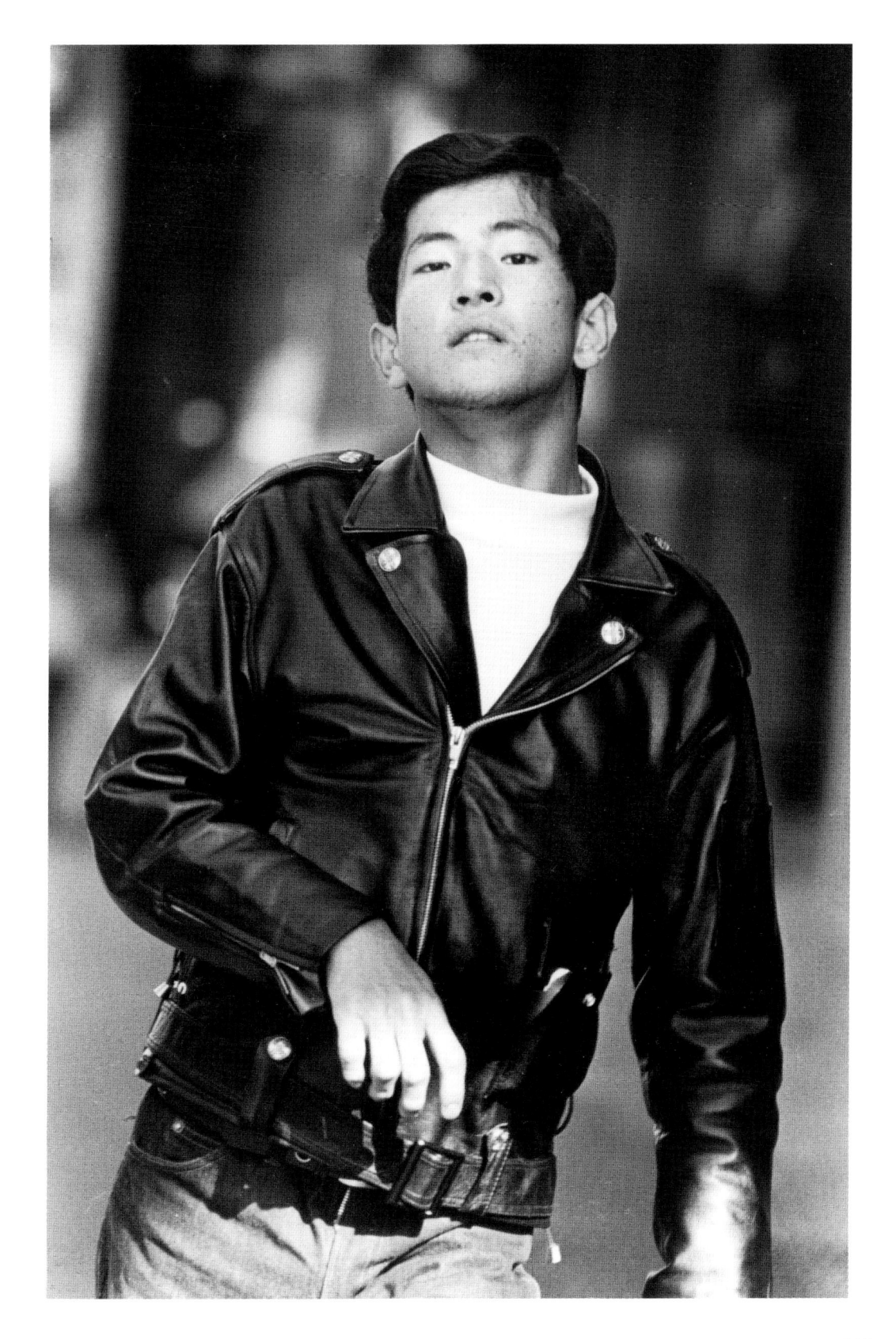

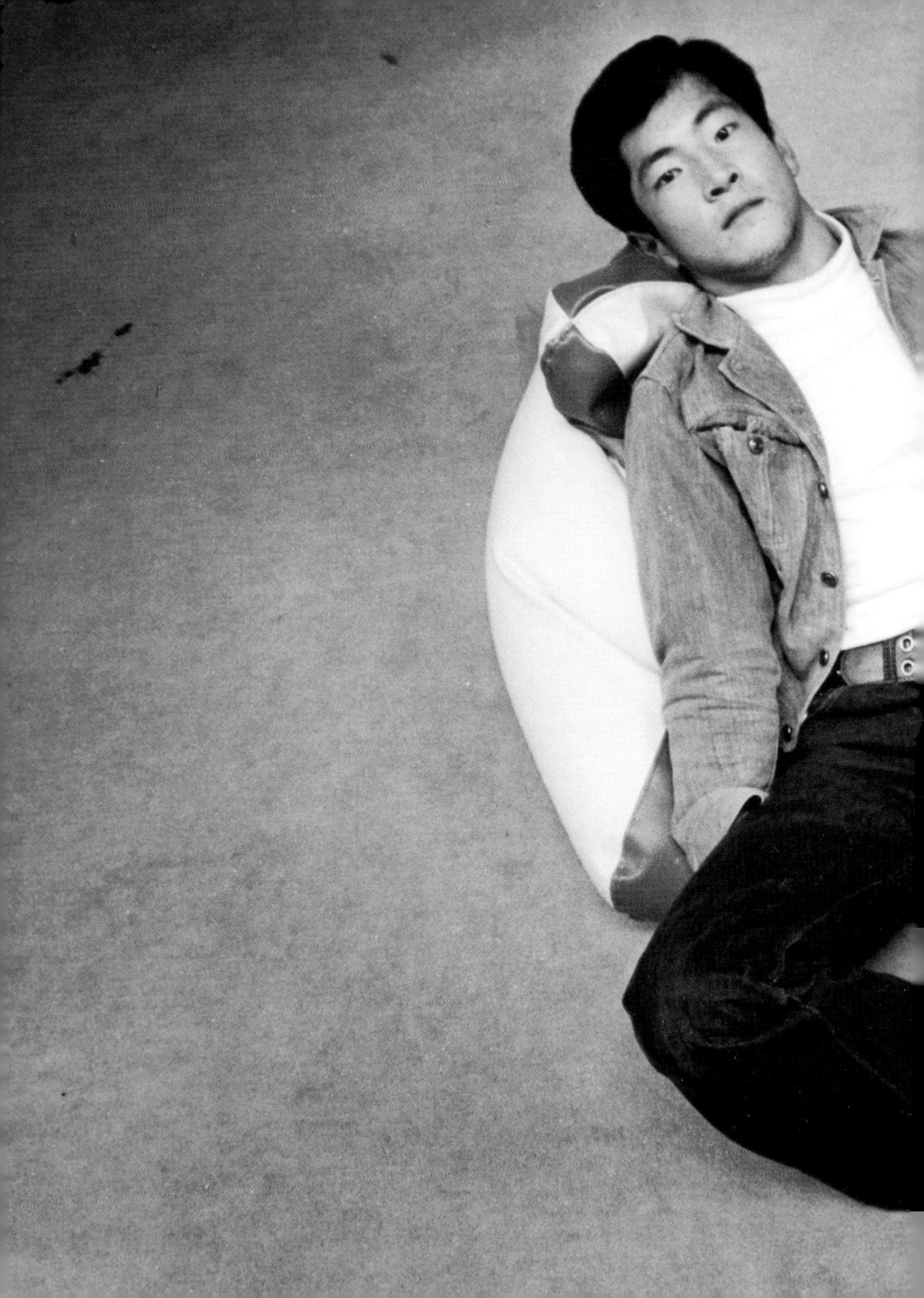

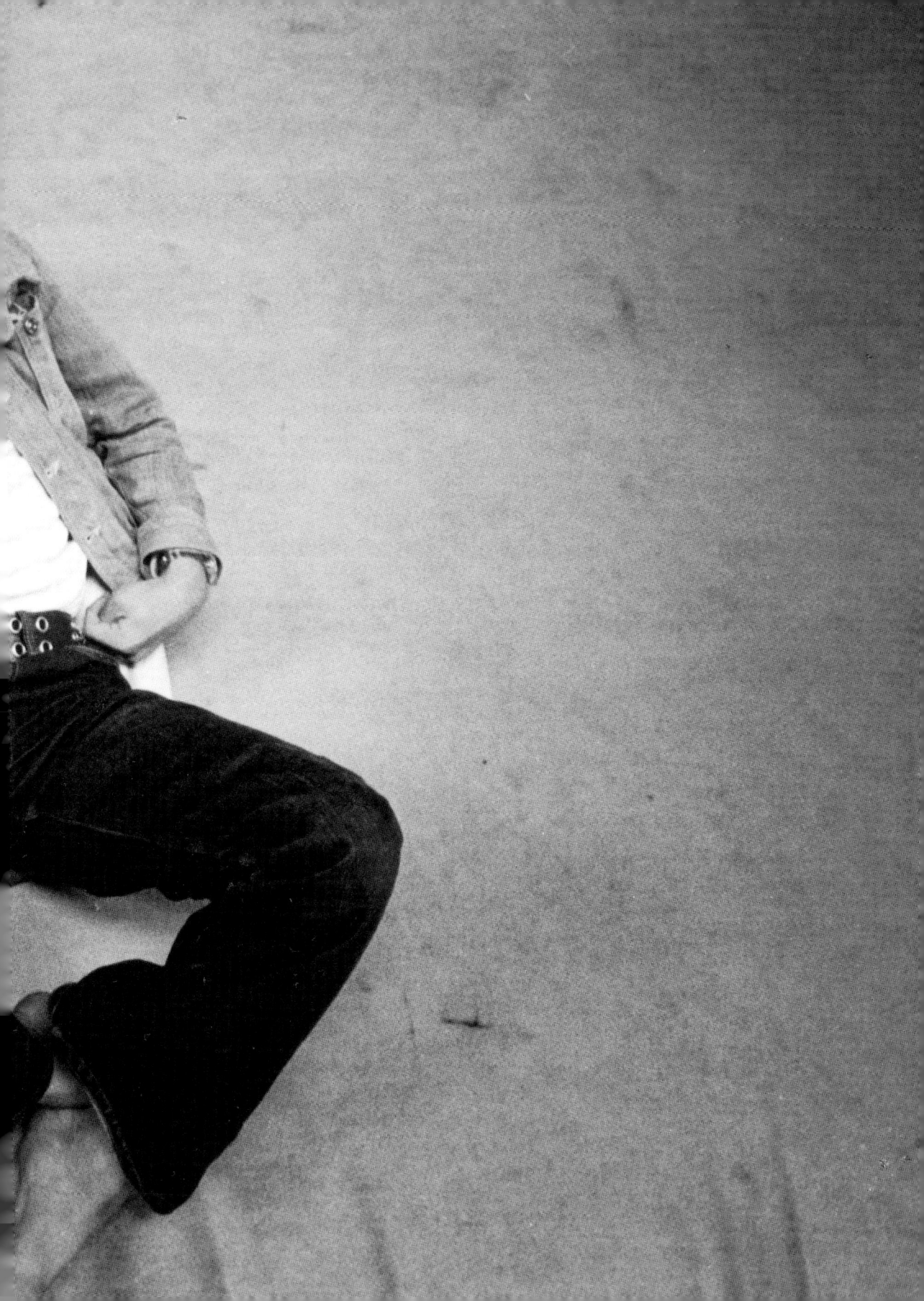

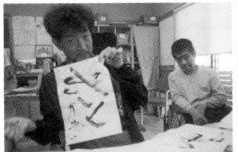

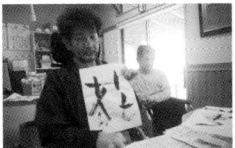

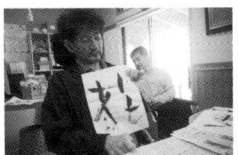

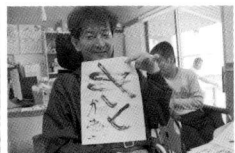

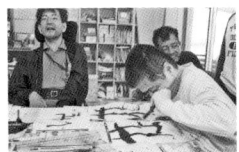

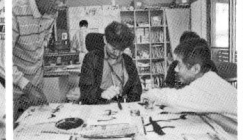

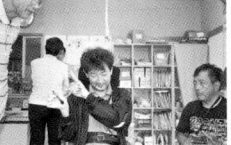

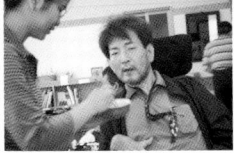

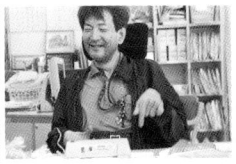

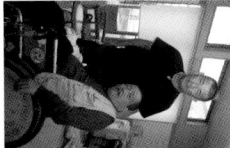

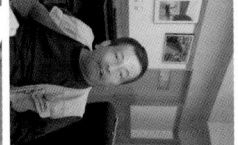

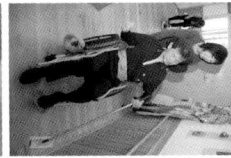

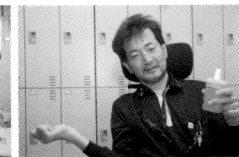

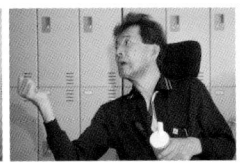

ITR-14-01	ITR-14-02	ITR-14-03	ITR-14-04	ITR-14-05
ITR-14-06	ITR-14-07	ITR-14-08	ITR-14-09	ITR-14-10
ITR-14-11	ITR-14-12	ITR-14-13	ITR-14-14	ITR-14-15

ITR-14-05
金子雄二　2010年撮影
現在は自宅で暮らしながら毎日「ほっとはうす」を利用している。
母親も80歳を越え、自宅での介護は限界にきている。
そのため、週に4日は「ほっとはうす」の短期入所を利用する。
しかし水俣全体で必要な介護ヘルパーの数は足りていない。
「ほっとはうす」ではリハビリを兼ねた習字や封筒貼りなどをしているが、
近年患者たちの高齢化に伴う体力低下は著しく、
自宅介護も含めた新しいシステムの構築が急がれている。

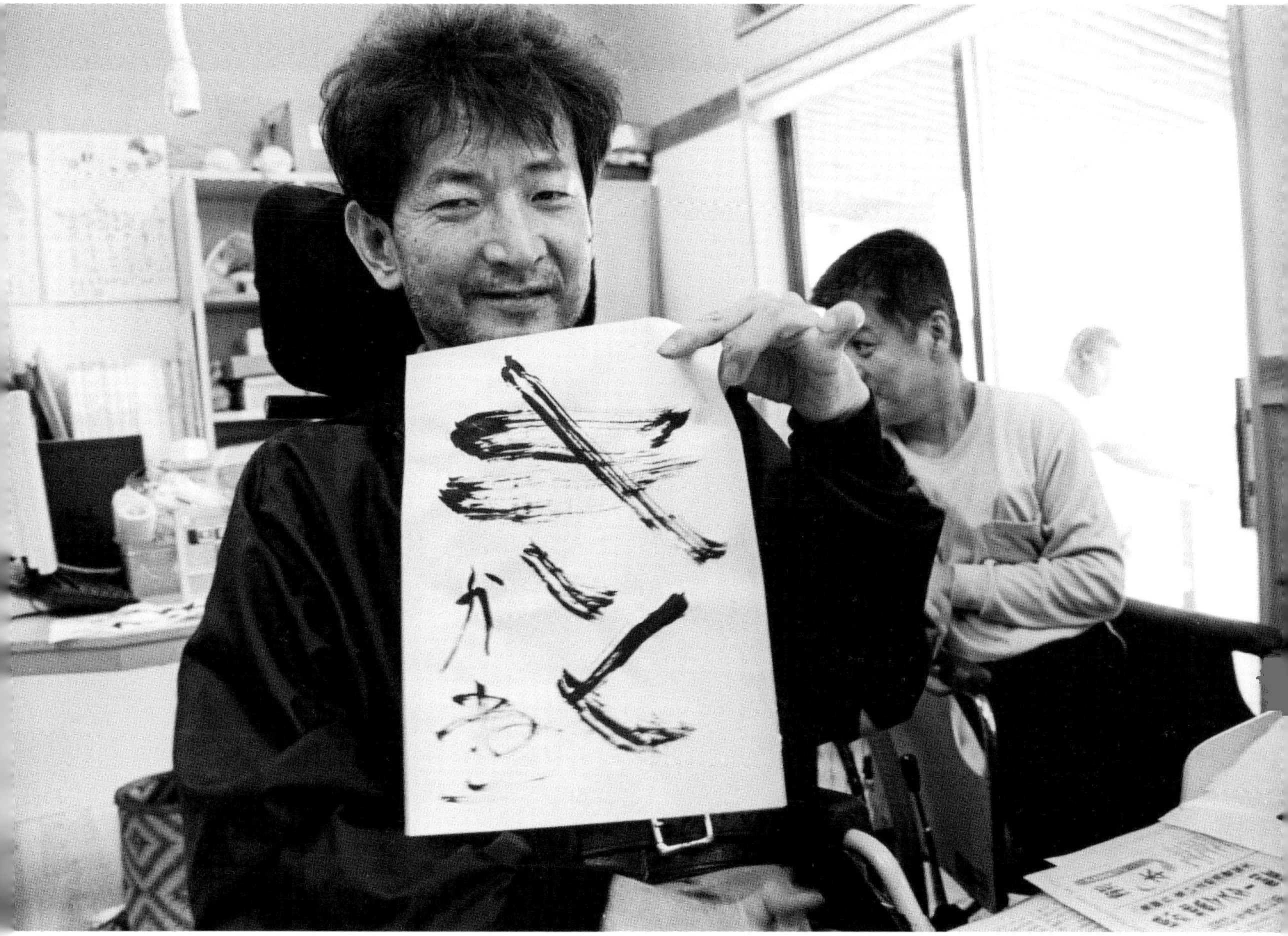

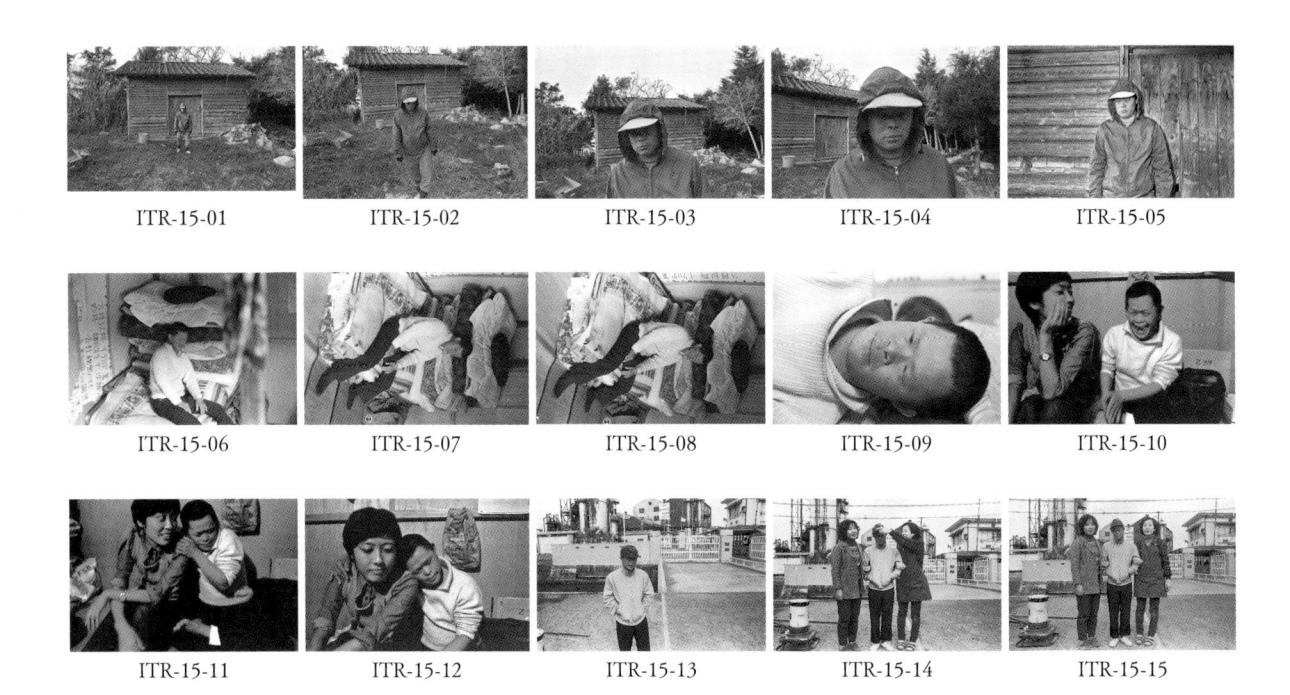

ITR-15-01	ITR-15-02	ITR-15-03	ITR-15-04	ITR-15-05
ITR-15-06	ITR-15-07	ITR-15-08	ITR-15-09	ITR-15-10
ITR-15-11	ITR-15-12	ITR-15-13	ITR-15-14	ITR-15-15

ITR-15-04
石田泉　1973年撮影
胎児性水俣病でありダウン症でもある泉は、話しかけるといつもウンウンと頷いている。
紫外線アレルギーがあるため、外出のときは晴れの日でも雨具のような衣服を身に着けなくてはならない。
写真は畑仕事の手伝いにきたところ。
単調な作業ではあるが黙々と働き、
自分が社会に役立っていることが嬉しそうだった。

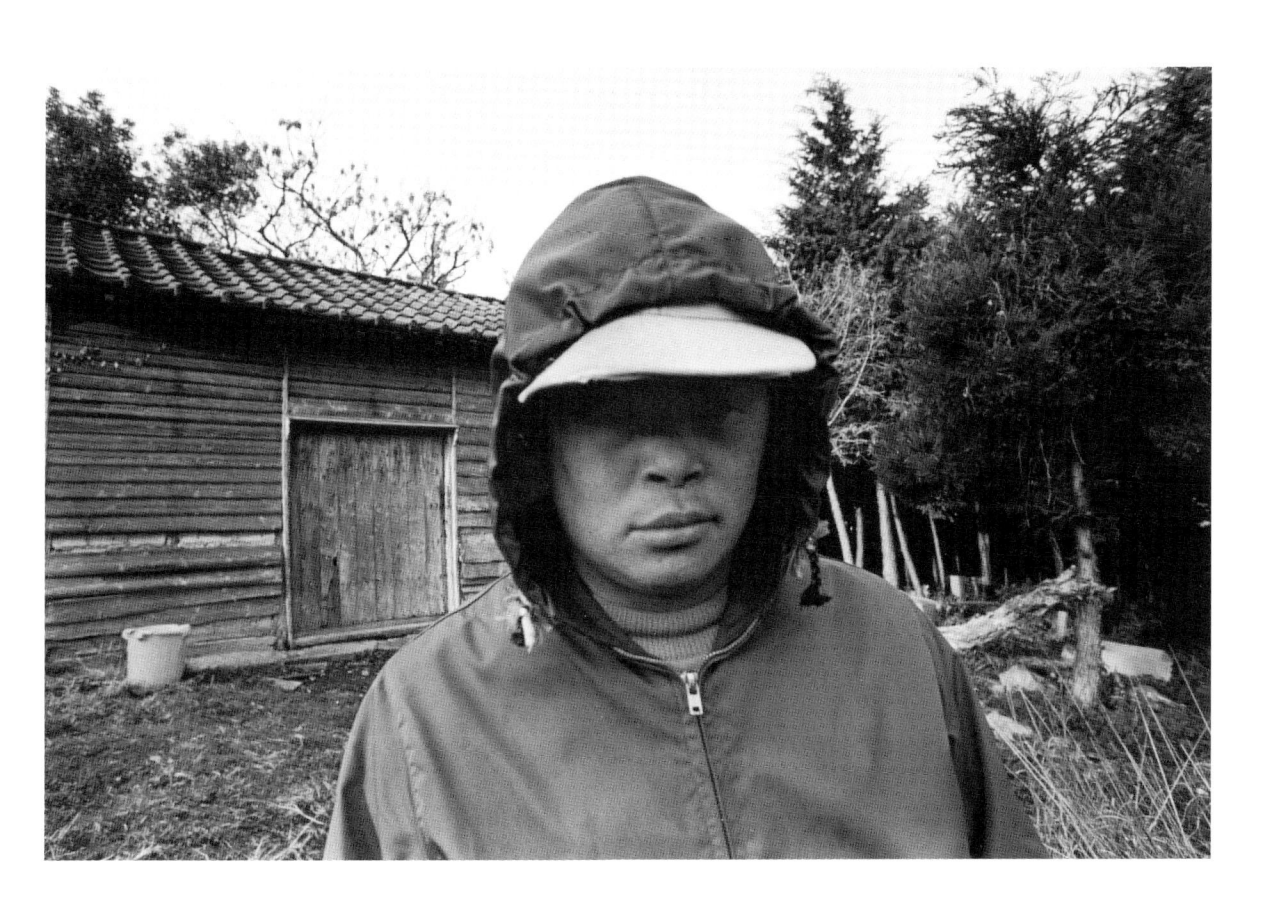

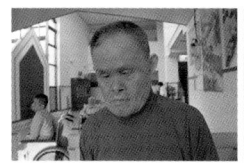

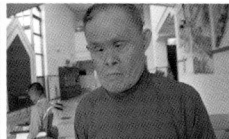

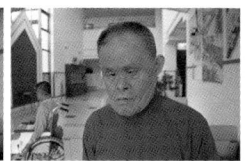

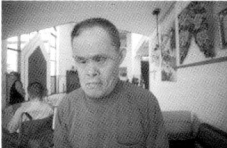

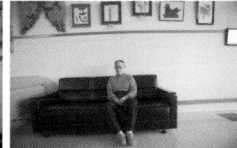

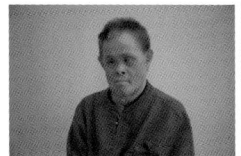

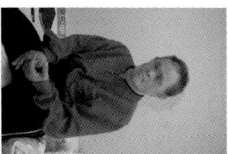

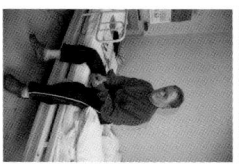

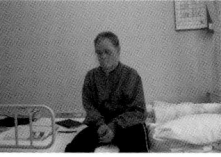

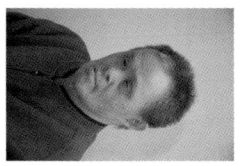

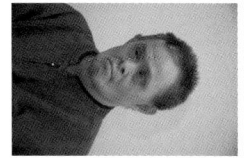

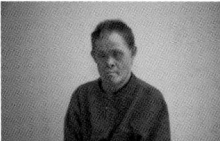

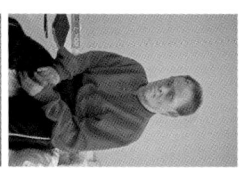

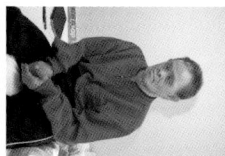

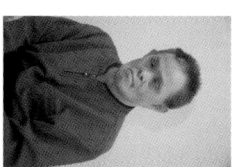

ITR-16-01	ITR-16-02	ITR-16-03	ITR-16-04	ITR-16-05
ITR-16-06	ITR-16-07	ITR-16-08	ITR-16-09	ITR-16-10
ITR-16-11	ITR-16-12	ITR-16-13	ITR-16-14	ITR-16-15

ITR-16-04
石田泉　2011年撮影
水俣病療養施設の明水園で、長らく同じ水俣病の父親と同室で暮らしていた。
その父親も数年前に亡くなり、いまでは会話する相手もいない。
紫外線アレルギーのため外出することは少なく、
不知火海を一望できる部屋で静かに暮らしている。

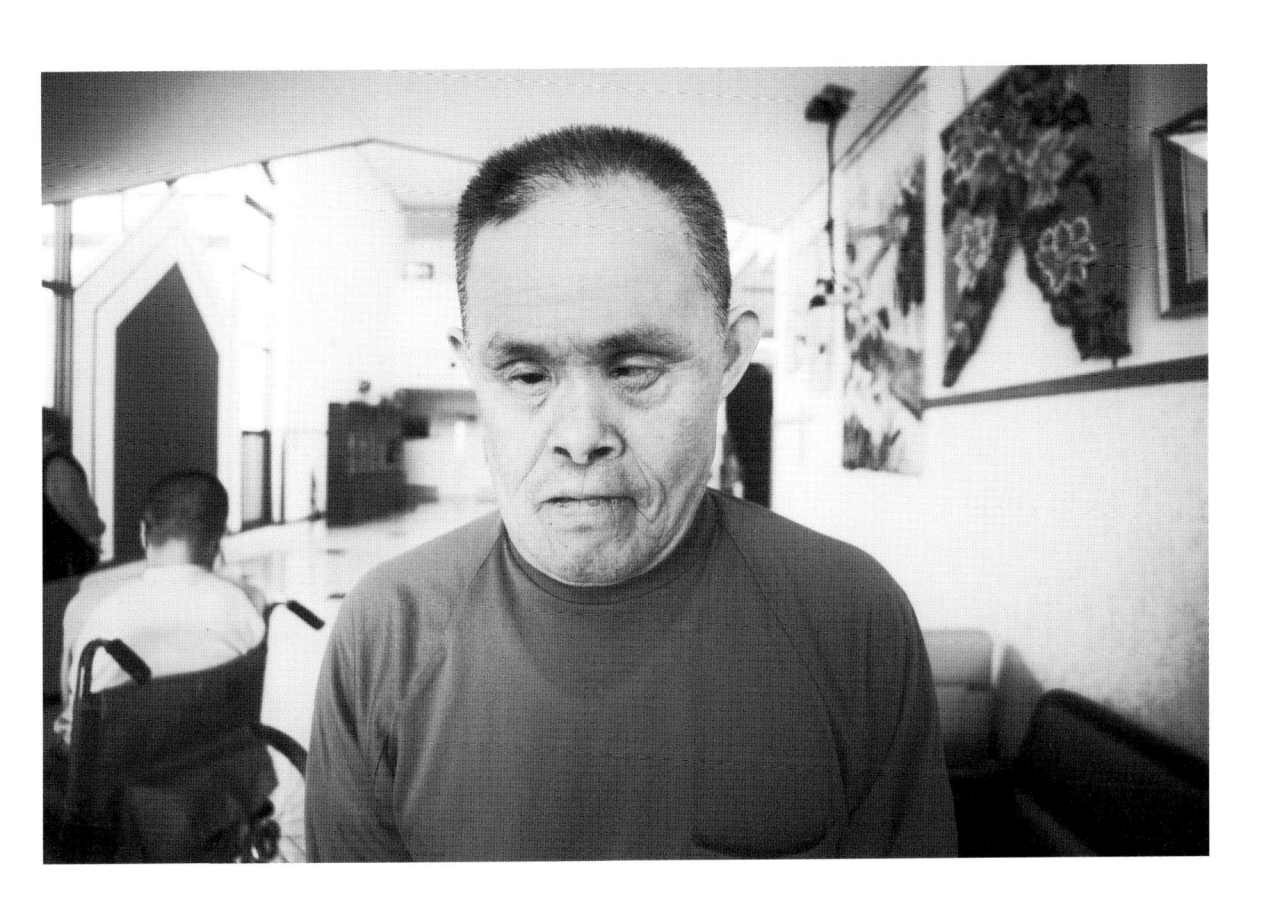

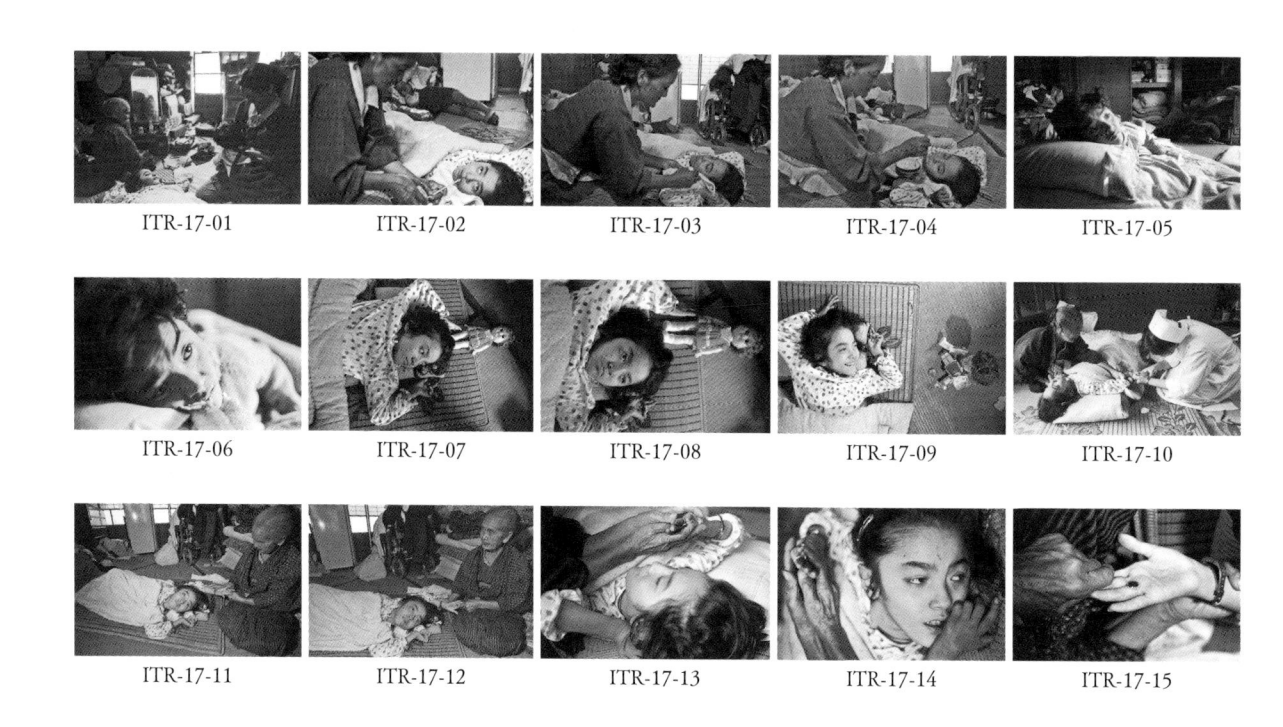

ITR-17-01	ITR-17-02	ITR-17-03	ITR-17-04	ITR-17-05
ITR-17-06	ITR-17-07	ITR-17-08	ITR-17-09	ITR-17-10
ITR-17-11	ITR-17-12	ITR-17-13	ITR-17-14	ITR-17-15

ITR-17-08
諫山孝子　1972年撮影
漁を生業とする諫山茂とレイ子の間に生まれる。
幼い孝子の体に異変が現れたとき、両親は小児麻痺だと思ったという。
赤崎地区はチッソ水俣工場から遠く、
美しい海が水銀に汚染されているとはなかなか実感できなかったからだ。
病に伏せっても凛とした孝子の瞳は、意志の強さと人間の尊厳を感じさせる。
→エッセー「諫山孝子さんのこと」(140 ページ) 参照

ITR-17-10
諫山孝子　1972年撮影
看護師たちが細い腕に注射をしようとすると、
孝子は「ばあちゃーん、ばあちゃあーん」と泣いて叫んだ。
華奢な少女の腕にはあまりに太い注射である。
注射の後、孝子の掌を包み慰める祖母モリの姿は菩薩のように優しく情け深い。

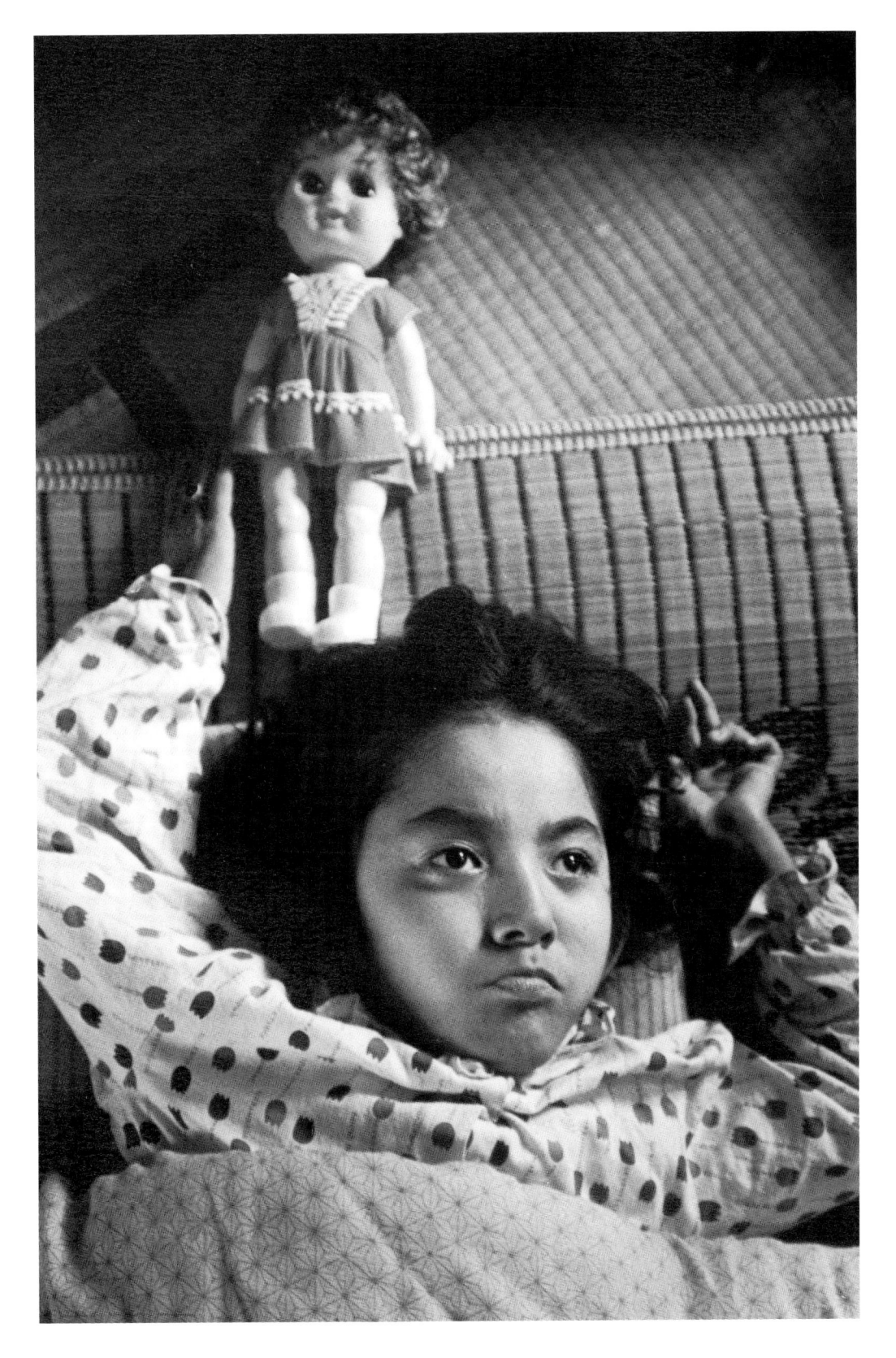

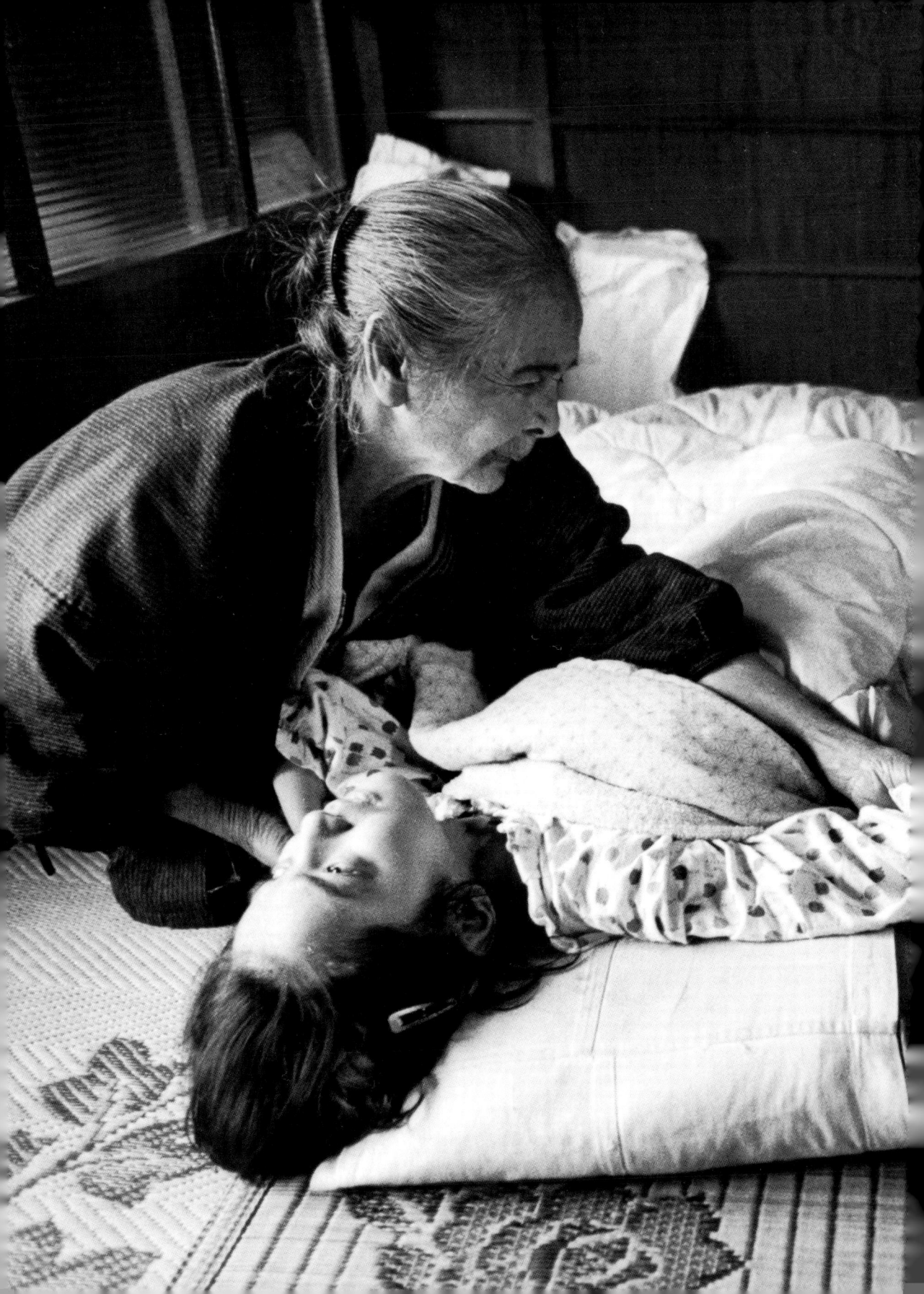

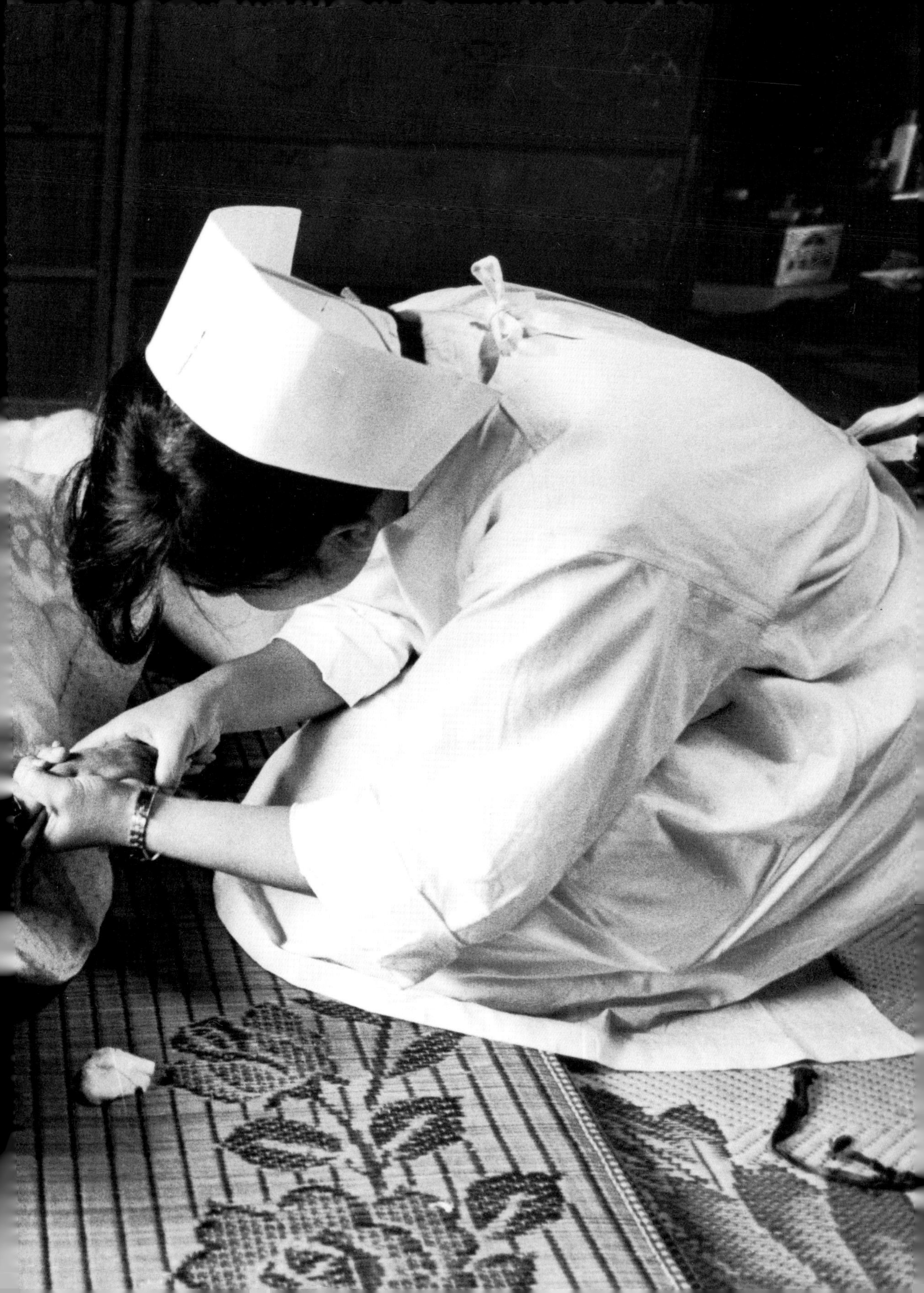

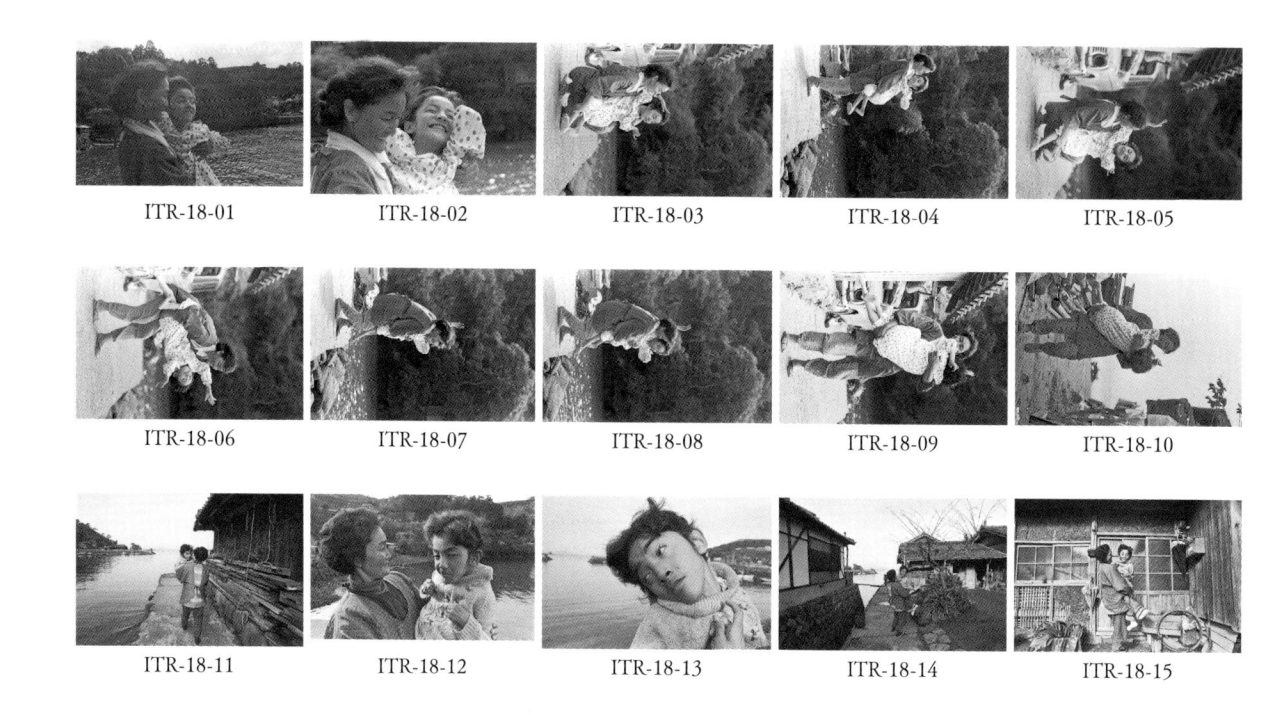

ITR-18-01	ITR-18-02	ITR-18-03	ITR-18-04	ITR-18-05
ITR-18-06	ITR-18-07	ITR-18-08	ITR-18-09	ITR-18-10
ITR-18-11	ITR-18-12	ITR-18-13	ITR-18-14	ITR-18-15

ITR-18-05
諫山孝子　1972年撮影
水俣病が発生すると、一帯で水揚げされた魚は売れなくなった。
孝子の父親は漁業に見切りをつけ、左官業に転じた。
ユージン・スミスのアシスタントとして何度となく諫山家を訪れながら、
私は、この子だけは自分自身で改めて撮影したいと思っていた。
私はユージンの仕事が休みの日を利用して諫山家を訪ね、撮影をお願いした。
孝子がよく散歩に行く、自宅前の海の見える場所に連れ出すと、
小春日和の日差しのなかで無垢に微笑む少女は天使そのものに見えた。
水銀の毒に侵されているとわかっていても、キラキラと輝く不知火の海は本当に美しかった。

ITR-18-11
諫山孝子　1972年撮影
母親に抱かれて近くの海を見に行く孝子。
部屋で寝たきりの時間が多いこともあり、母親に抱かれての散歩は大好きなのだった。

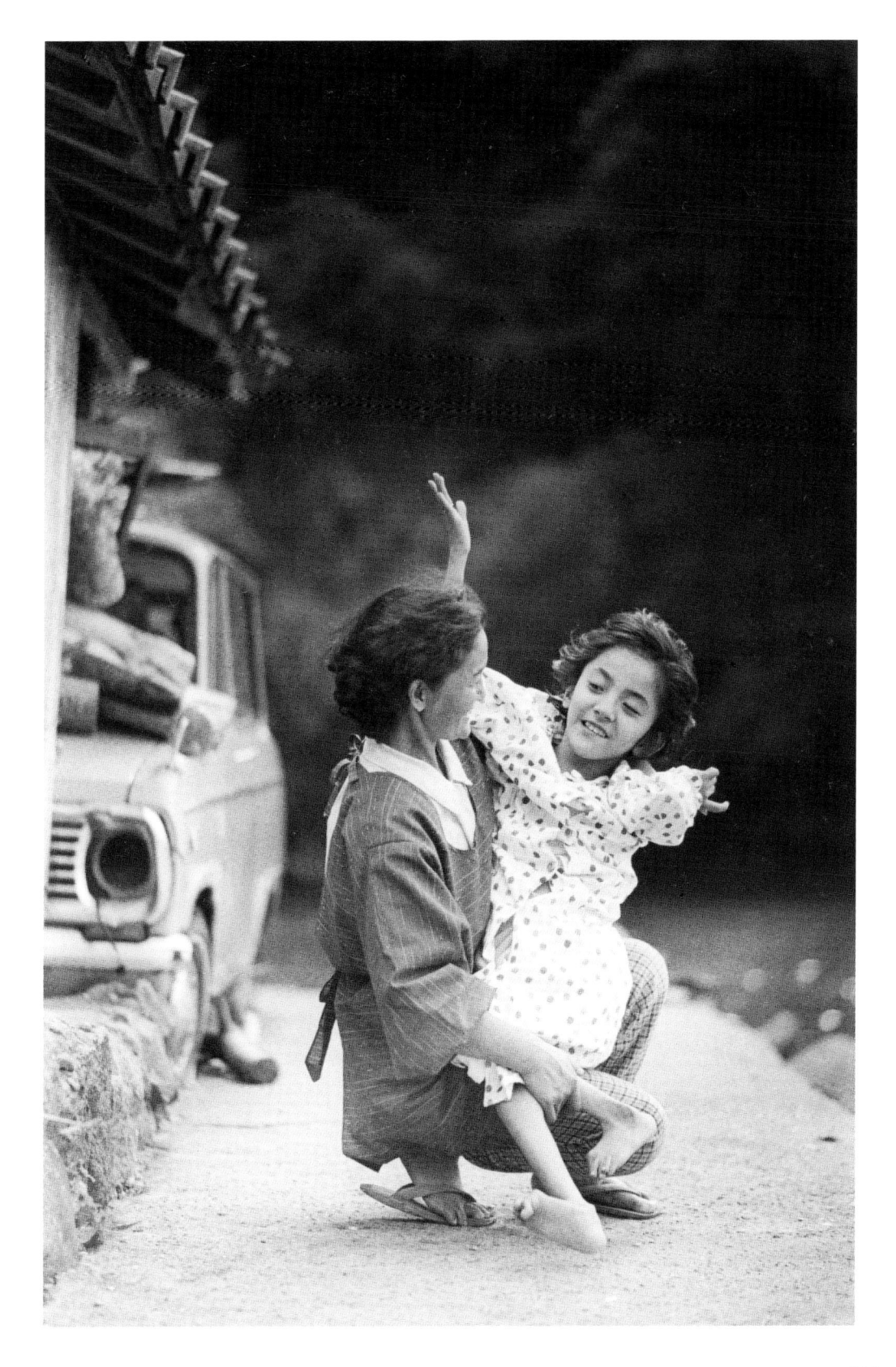

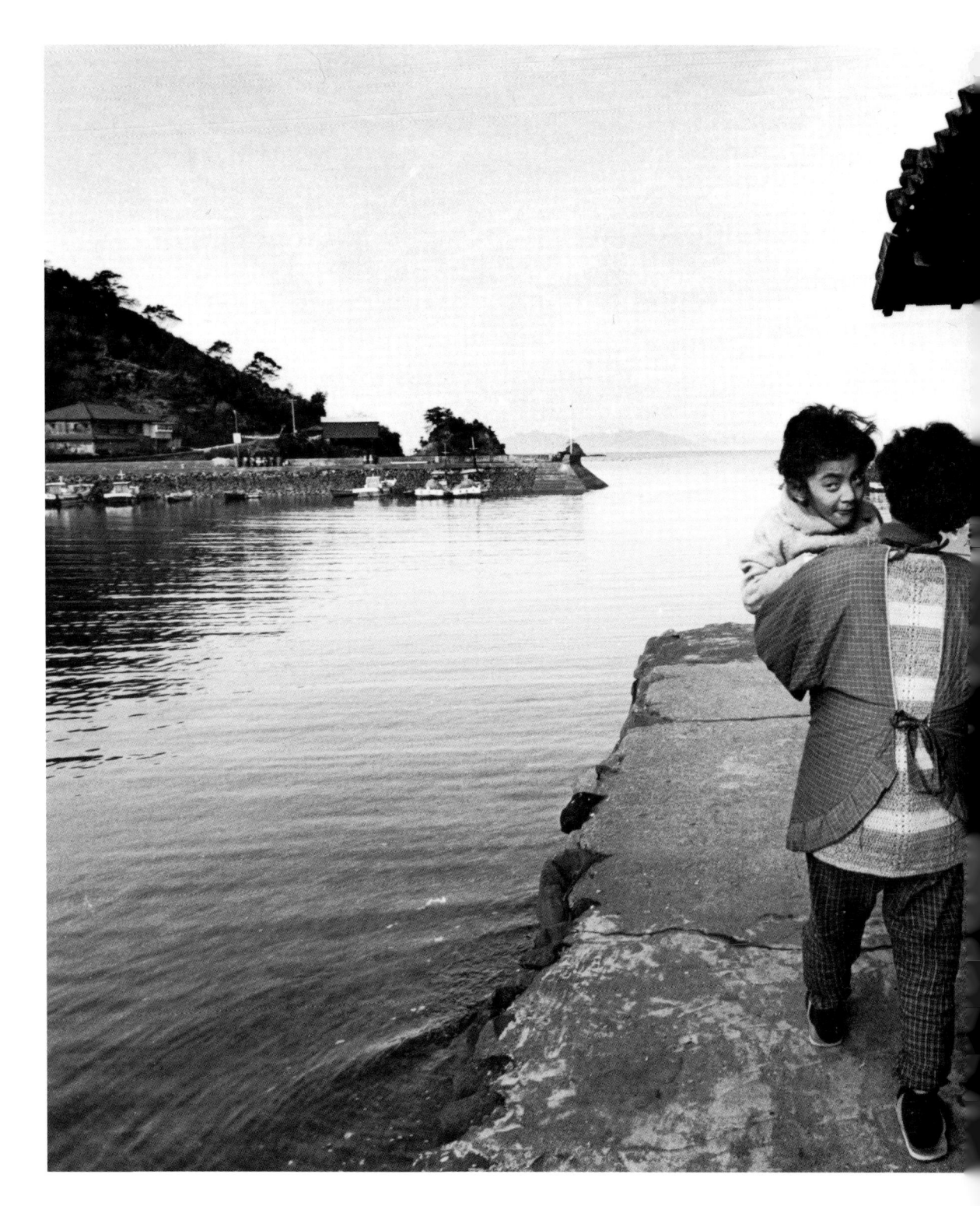

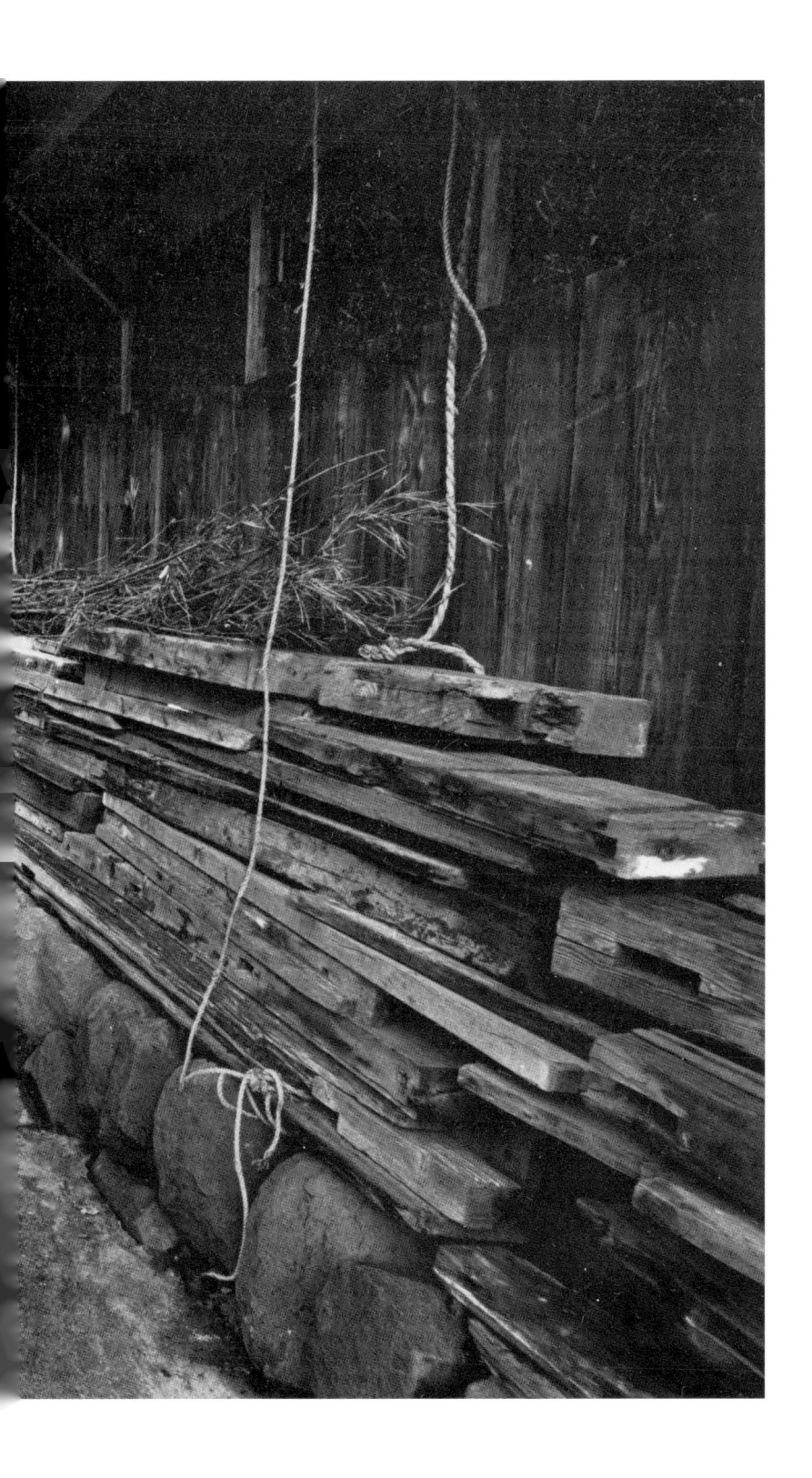

ITR-19-01	ITR-19-02	ITR-19-03	ITR-19-04	ITR-19-05
ITR-19-06	ITR-19-07	ITR-19-08	ITR-19-09	ITR-19-10
ITR-19-11	ITR-19-12	ITR-19-13	ITR-19-14	ITR-19-15

ITR-19-03
ユージン・スミス夫妻　1972年撮影
水俣にいる3年あまりの間、
ユージンとアイリーンは水俣病患者である溝口家の旧宅を借りて住まいにしていた。
当時、この居間には溝口家の仏壇があり、
大家の娘で水俣病だった溝口トヨ子の遺影が飾られていた。
アシスタントとなった私は、暗室兼住まいとなる一軒家を借りるまでの約1年、この家で過ごした。
10畳ほどの居間とかまどがある土間の台所、そして五右衛門風呂であった。

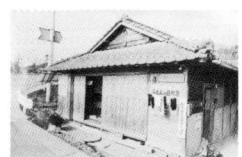

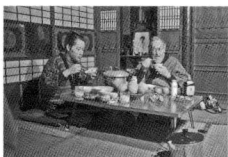

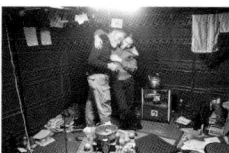

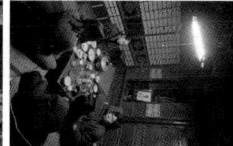

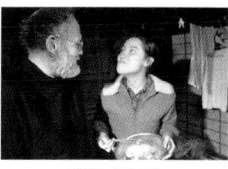

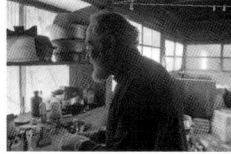

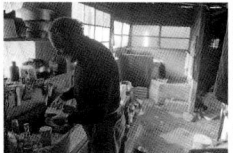

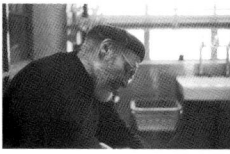

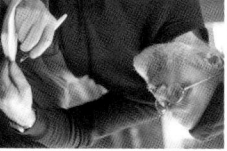

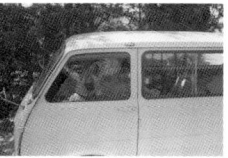

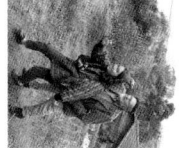

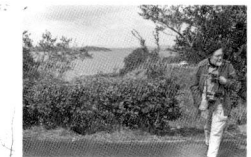

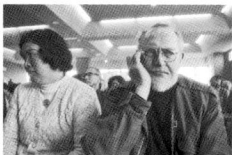

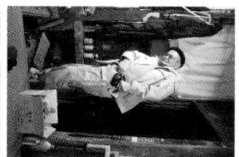

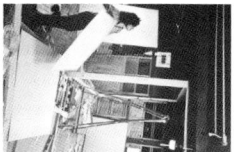

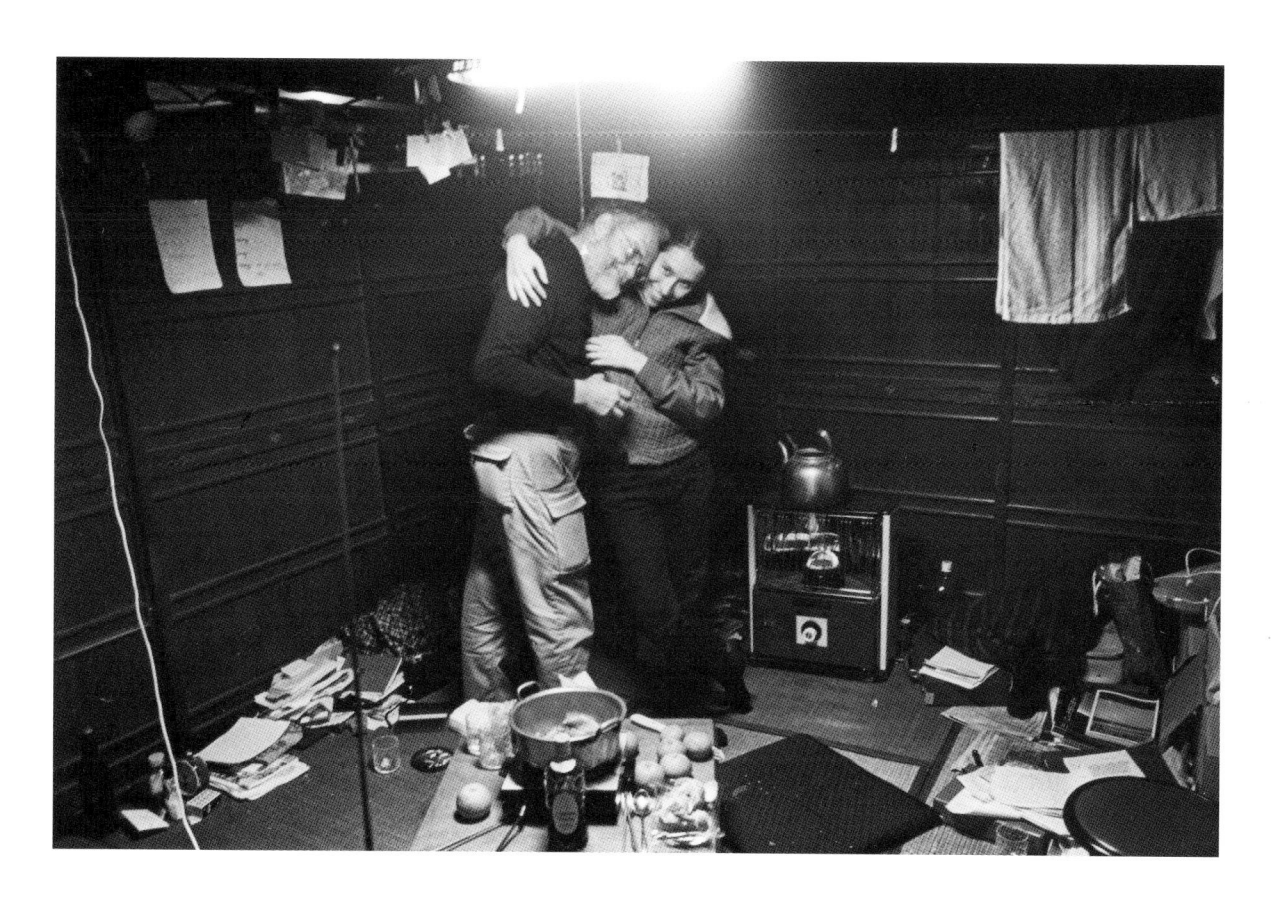

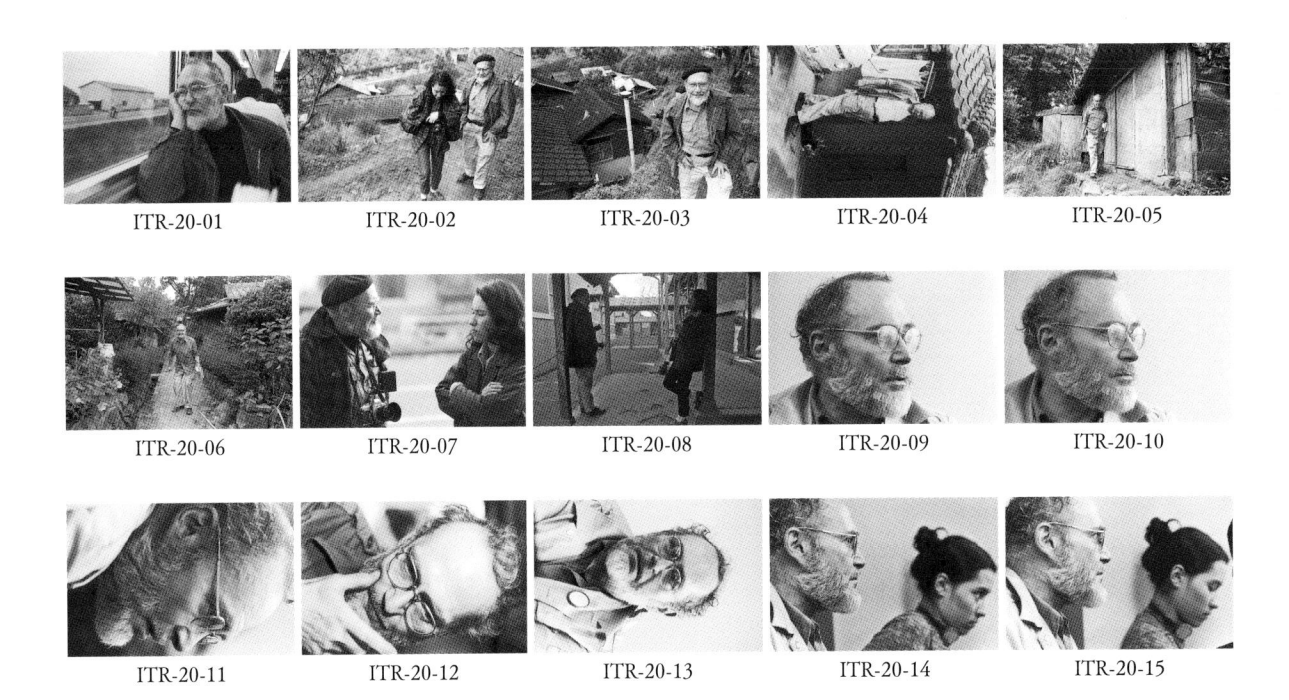

ITR-20-01	ITR-20-02	ITR-20-03	ITR-20-04	ITR-20-05
ITR-20-06	ITR-20-07	ITR-20-08	ITR-20-09	ITR-20-10
ITR-20-11	ITR-20-12	ITR-20-13	ITR-20-14	ITR-20-15

ITR-20-10
ユージン・スミス　ポートレイト　1972年撮影
水俣病患者たちの集会に参加し、成り行きを見つめるユージン。
いつもはユーモアあふれるユージンだが、
取材になるとジャーナリストそのものといった目の色に変わった。

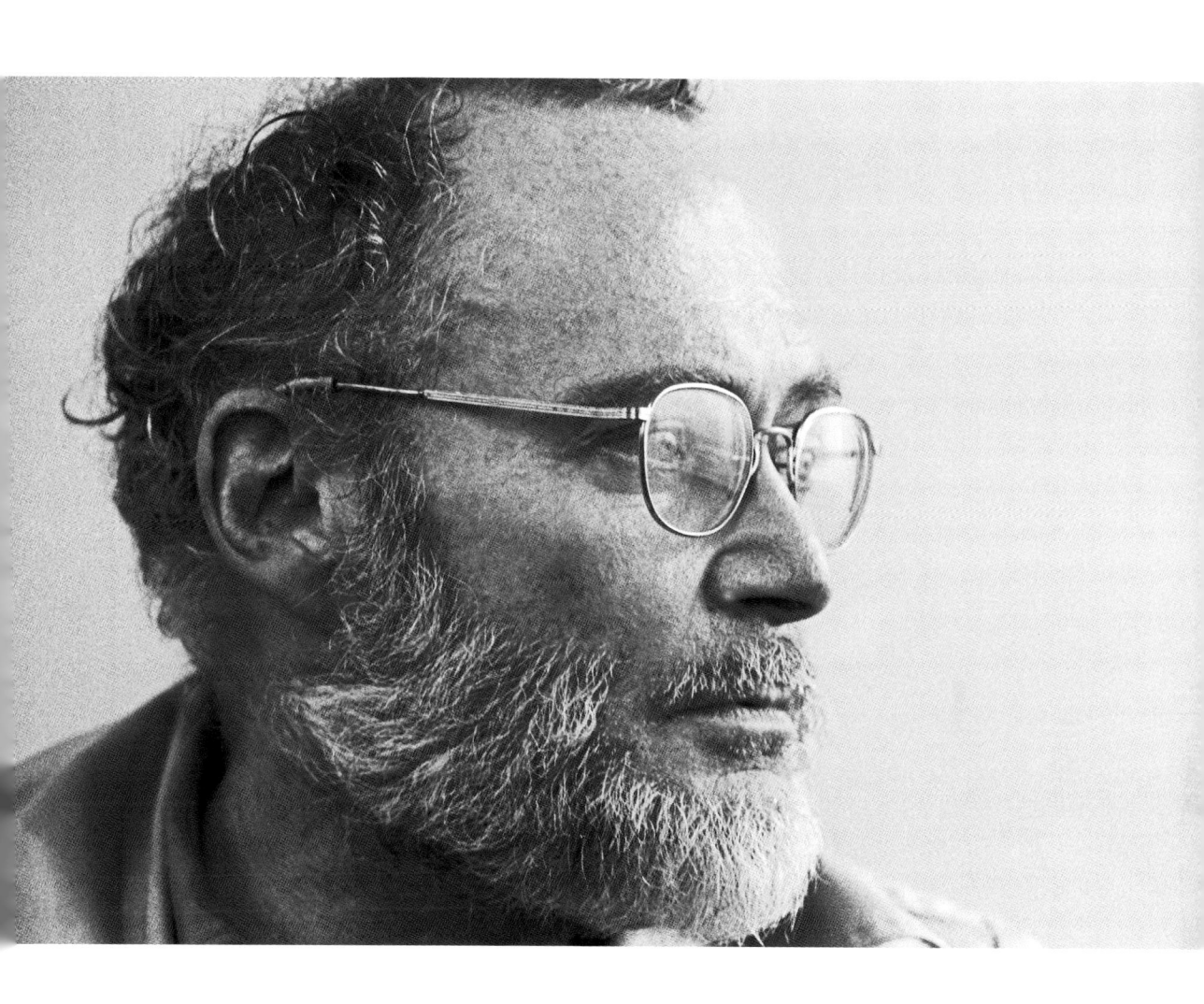

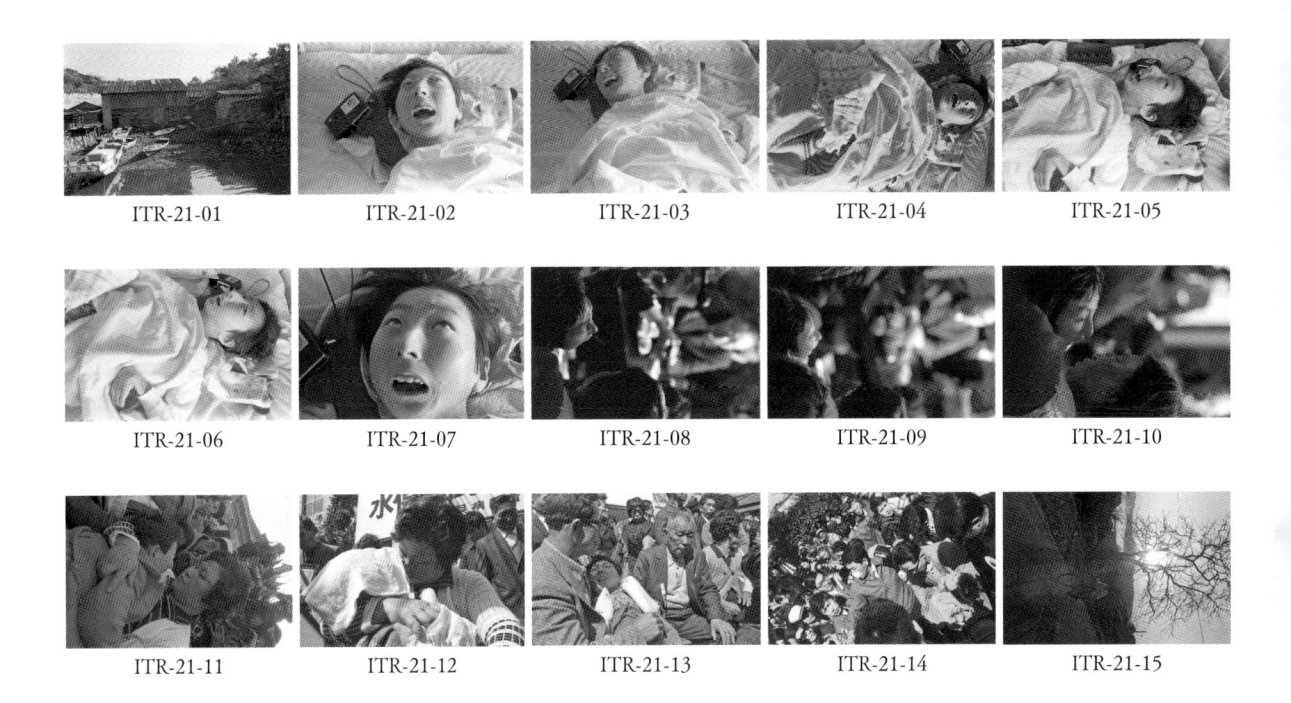

ITR-21-01	ITR-21-02	ITR-21-03	ITR-21-04	ITR-21-05
ITR-21-06	ITR-21-07	ITR-21-08	ITR-21-09	ITR-21-10
ITR-21-11	ITR-21-12	ITR-21-13	ITR-21-14	ITR-21-15

ITR-21-10
上村智子　1973年撮影
1956年6月13日生まれ。
上村智子は生まれて数日後から痙攣(けいれん)をおこしていた。
水俣市内の病院で検診してもらったが病名はわからず、
他の子どもたちと同様、まず脳性小児麻痺を疑われた。
胎児性水俣病と認定されたのは1962年11月になってからである。
母親は「私が食べた毒を全部この子が背負って生まれてきた。
だから(智子の後に生まれた)弟妹が無事元気で生まれてこれた」とくり返し語り、
智子のことを「この子は我が家の宝子ですたい」と言い続けた。
1977年、21歳で死去。
→エッセー「上村智子さんのこと」(138ページ)参照

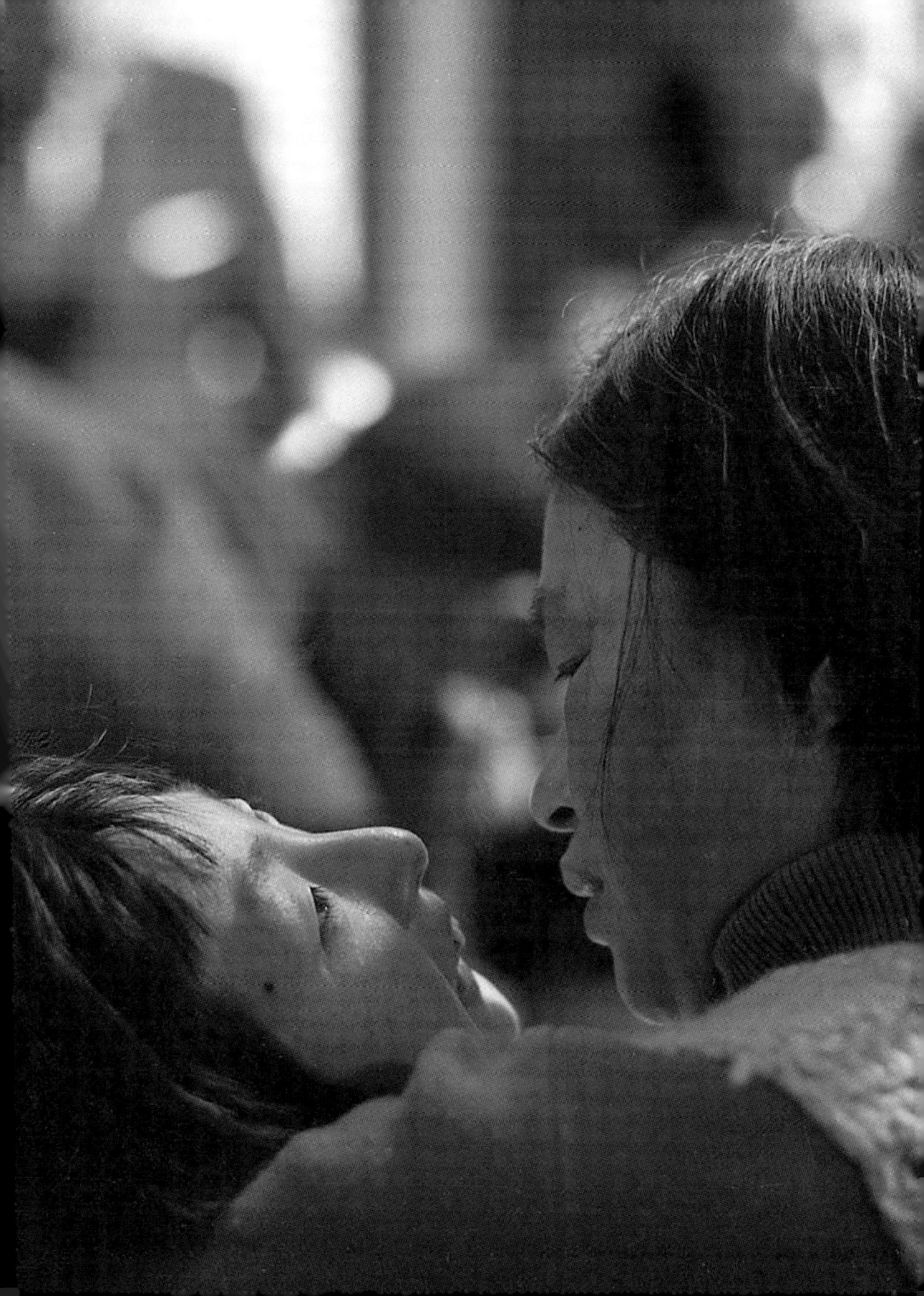

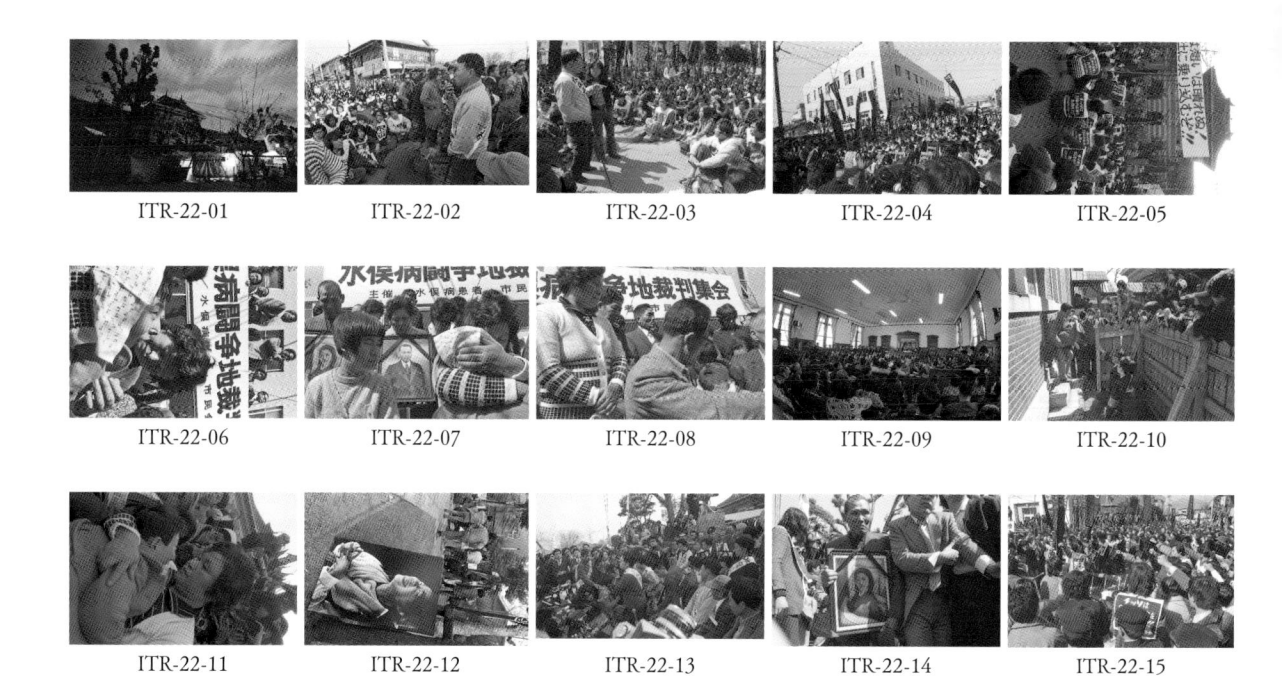

ITR-22-01	ITR-22-02	ITR-22-03	ITR-22-04	ITR-22-05
ITR-22-06	ITR-22-07	ITR-22-08	ITR-22-09	ITR-22-10
ITR-22-11	ITR-22-12	ITR-22-13	ITR-22-14	ITR-22-15

ITR-22-10
熊本地方裁判所
1973年3月20日、水俣病裁判判決当日の熊本地方裁判所。
目も見えず言葉も喋れない上村智子の「ウォー」という叫び声が法廷に響き渡る。
母親の腕に抱かれた智子に判決が出た直後であった。
判決後、父親に抱かれて法廷を出る智子を取り囲んだカメラマンたちが、一斉にシャッターを切る。
→エッセー「判決の日」（146ページ）参照

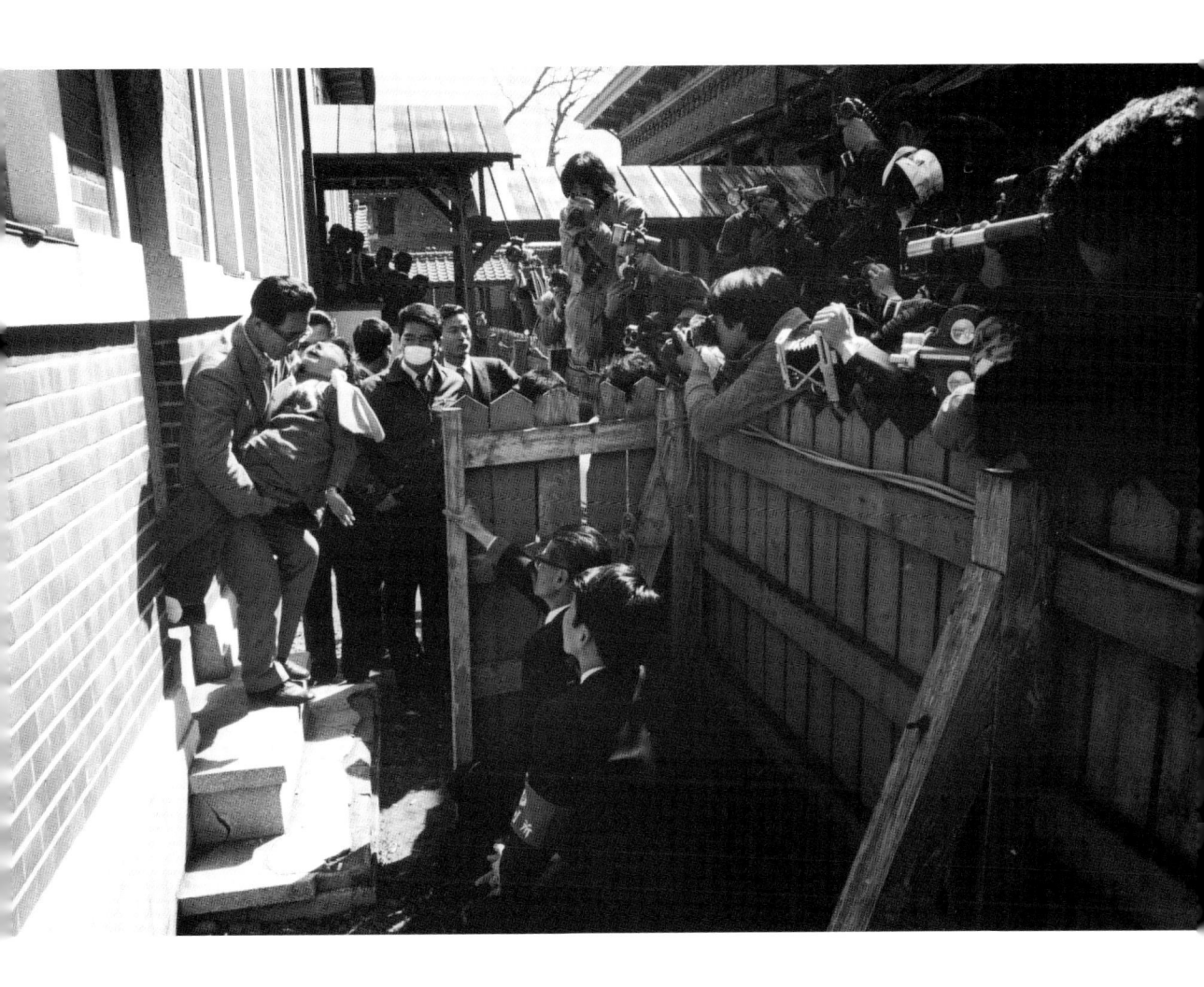

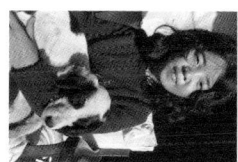

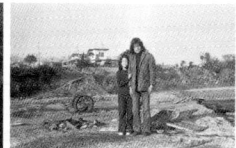

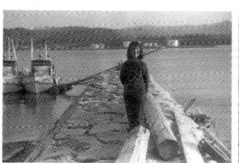

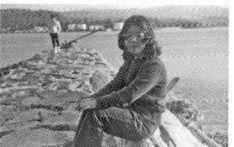

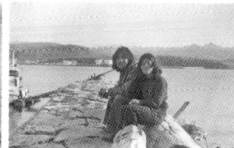

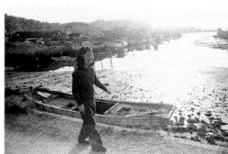

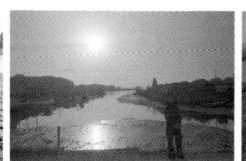

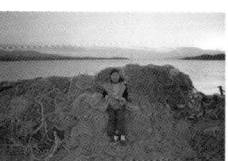

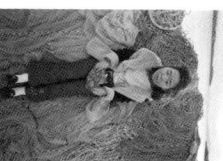

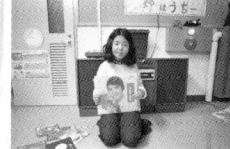

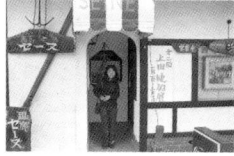

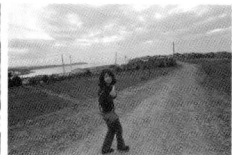

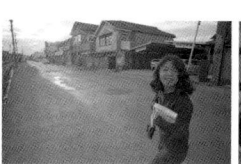

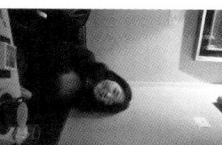

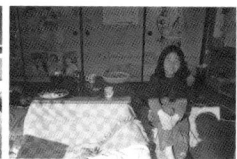

ITR-23-01	ITR-23-02	ITR-23-03	ITR-23-04	ITR-23-05
ITR-23-06	ITR-23-07	ITR-23-08	ITR-23-09	ITR-23-10
ITR-23-11	ITR-23-12	ITR-23-13	ITR-23-14	ITR-23-15

ITR-23-01
前田恵美子　1973年撮影
1954年1月13日、網元・前田水産の次女として生まれる。
3歳の頃、急に歩けなくなり小児性水俣病を発病。
当時は毎日当たり前のように魚を食べていたが、そのころすでに祖父は9年間も水俣病で寝たきりであった。
自分ではなにもできないからと、湯の児病院の養護施設に入院。
この写真は若い水俣病患者たちが集まるための施設「若衆宿」で犬を抱く恵美。
17歳か18歳の頃。

ITR-23-08
前田恵美子　1972年撮影
撮影された当時、前田水産の船着き場は水俣湾に面していた。
恵美子はよくこの場所から日が沈む夕景の海を見ていた。
現在、水俣湾はほぼ全域が埋め立てられ、エコパークという公園になっている。

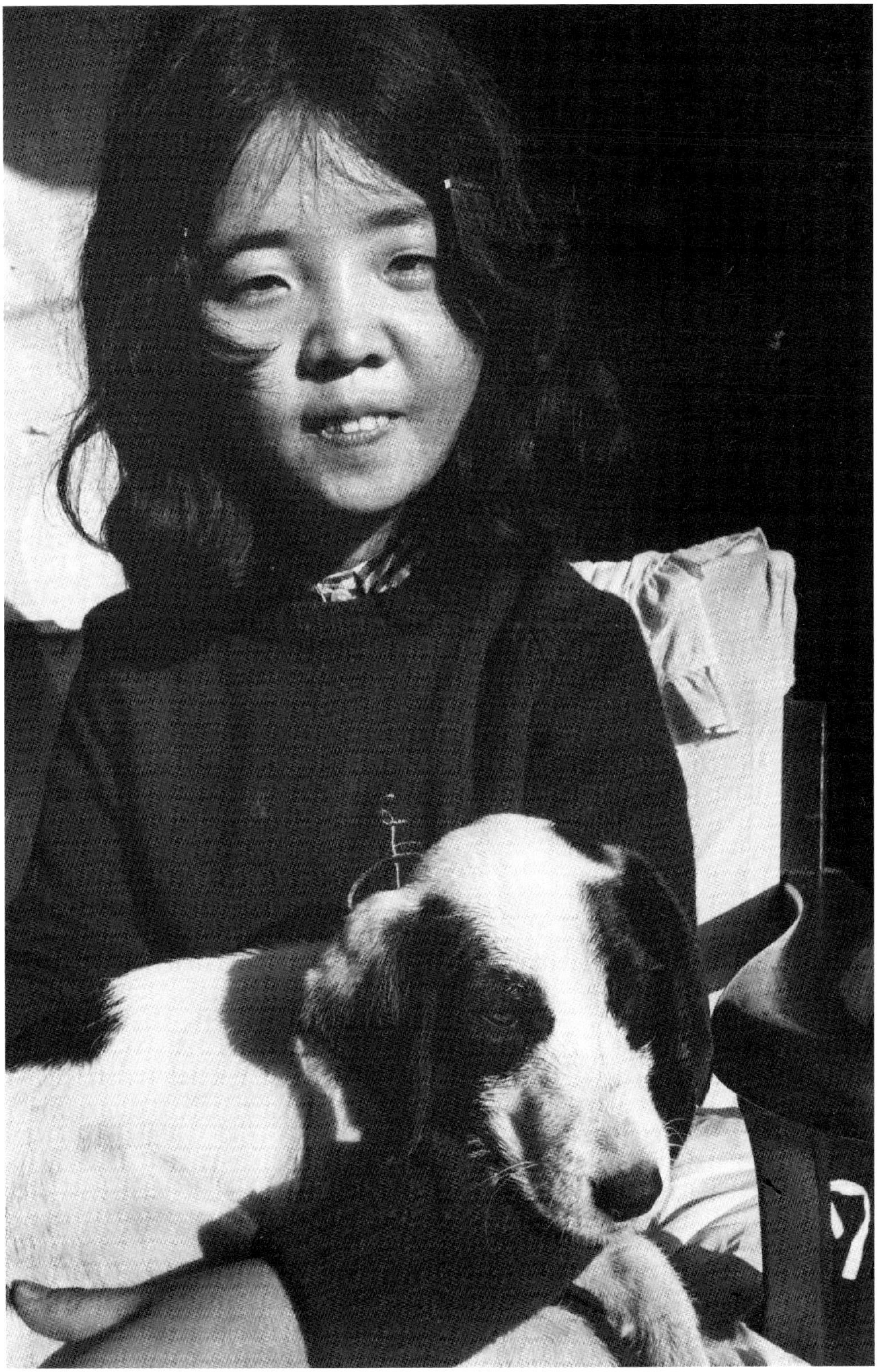

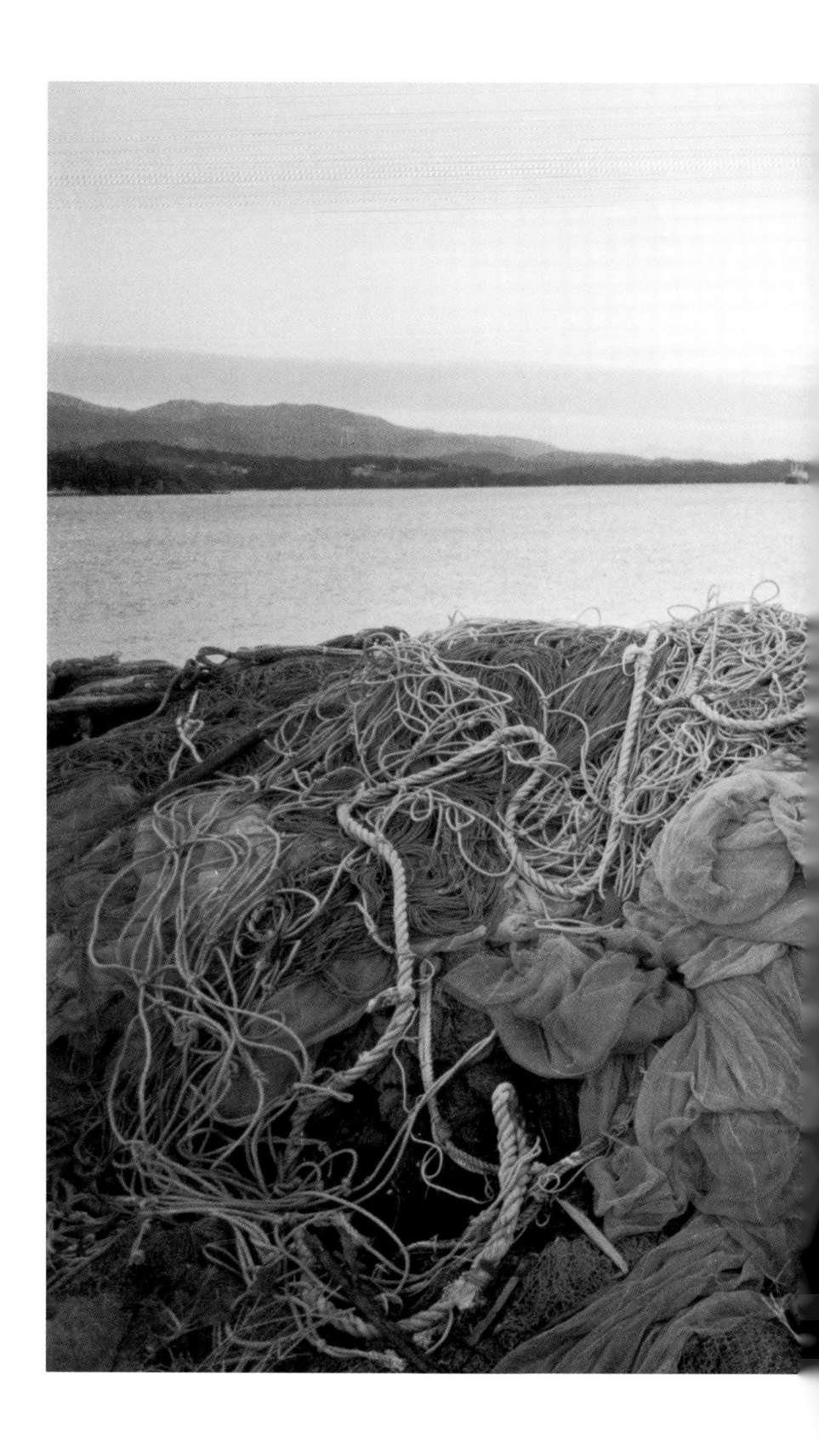

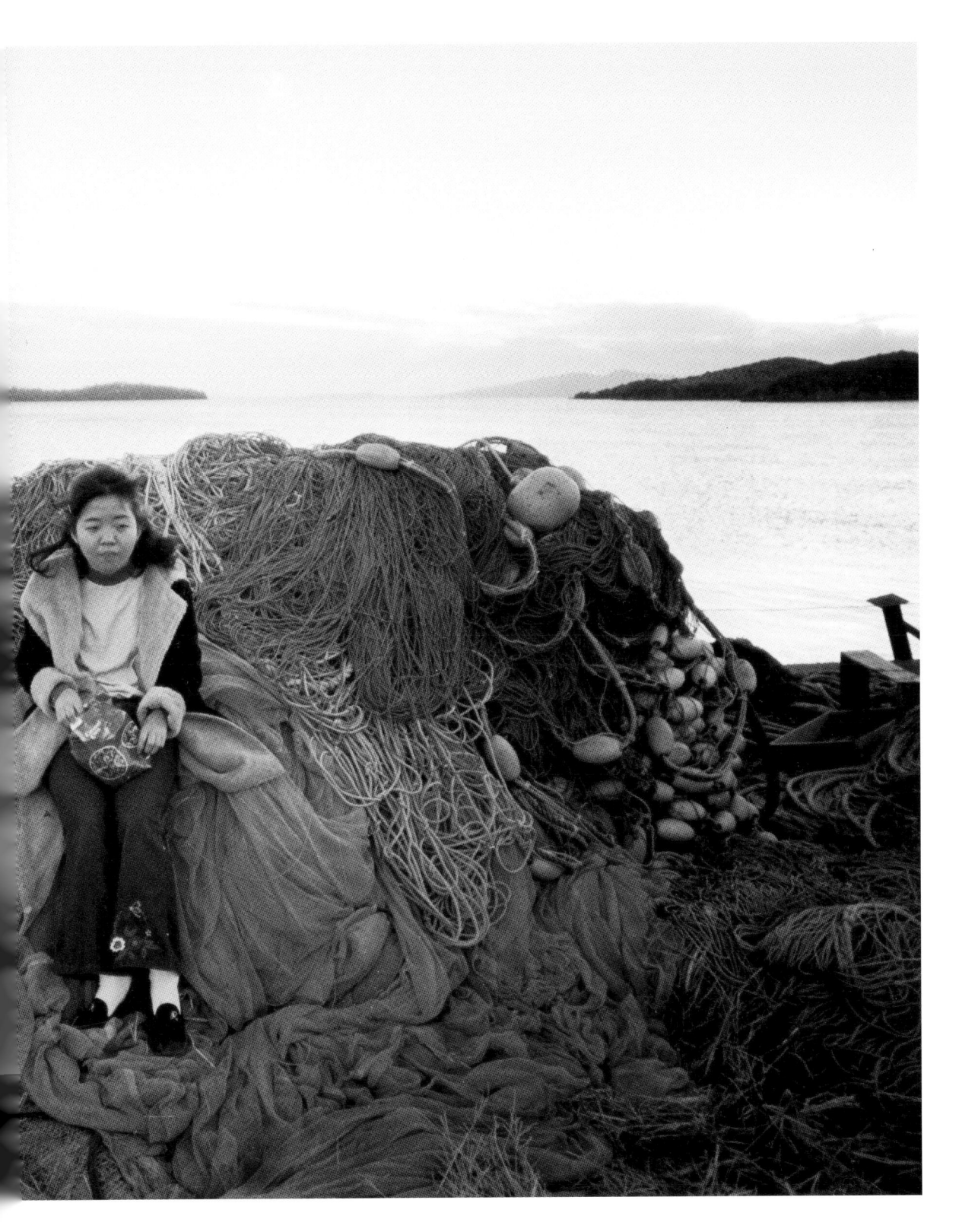

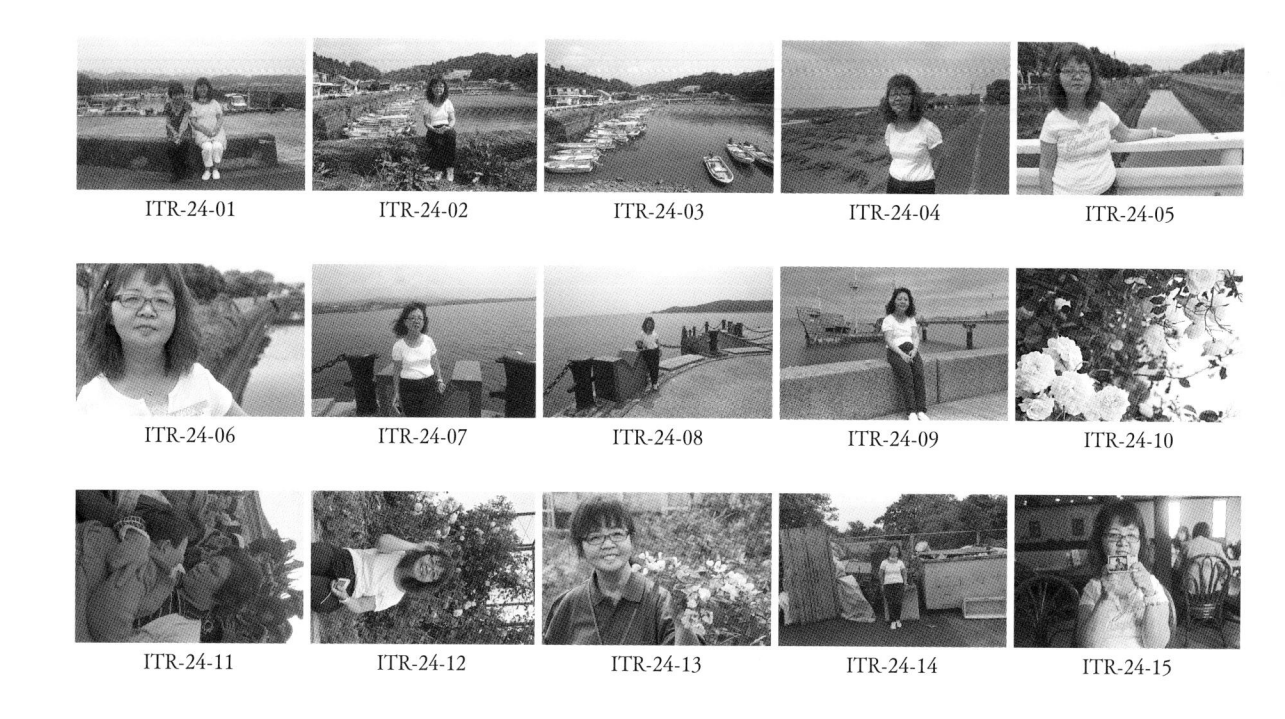

ITR-24-01	ITR-24-02	ITR-24-03	ITR-24-04	ITR-24-05
ITR-24-06	ITR-24-07	ITR-24-08	ITR-24-09	ITR-24-10
ITR-24-11	ITR-24-12	ITR-24-13	ITR-24-14	ITR-24-15

ITR-24-13
前田恵美子　2010年撮影
水銀に汚染された水俣湾を埋め立てたエコパークにはバラ園が作られ、折々美しい花を咲かせている。
恵美子は現在、そのバラ園で働いている。
→エッセー「34年ぶり、再び水俣へ」(157ページ) 参照

ITR-24-14
前田恵美子　2010年撮影
70、71ページの写真と同じ場所で撮影したカットだが、
後ろの水俣湾がすべて埋め立てられ公園になっていることがわかる。
そのため前田家の船着き場も1キロほど離れた場所に移転している。
恵美子はバラ園で働きながら、
週に何回か水俣病資料館で小中学生に水俣病を伝える「語り部」をしている。

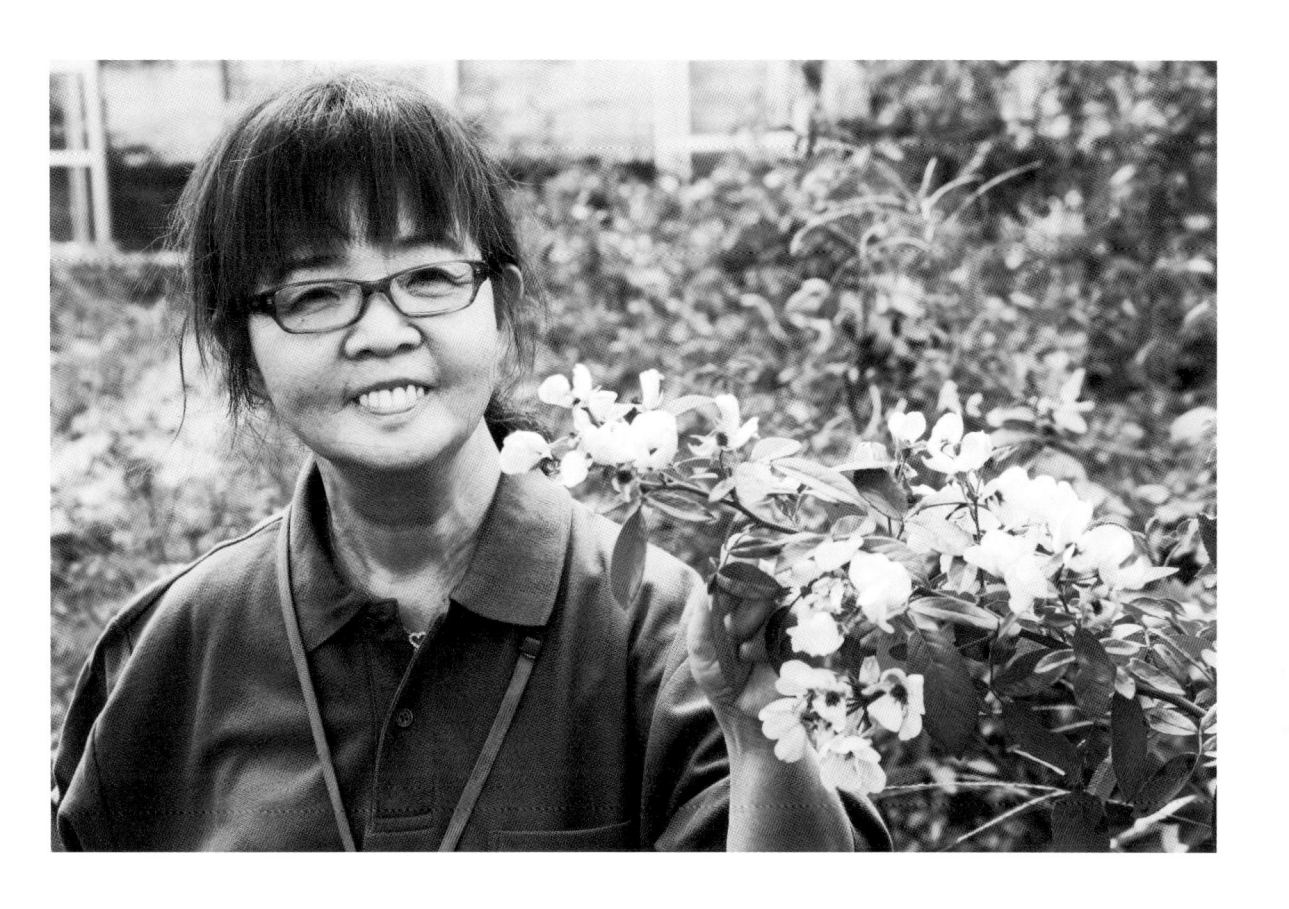

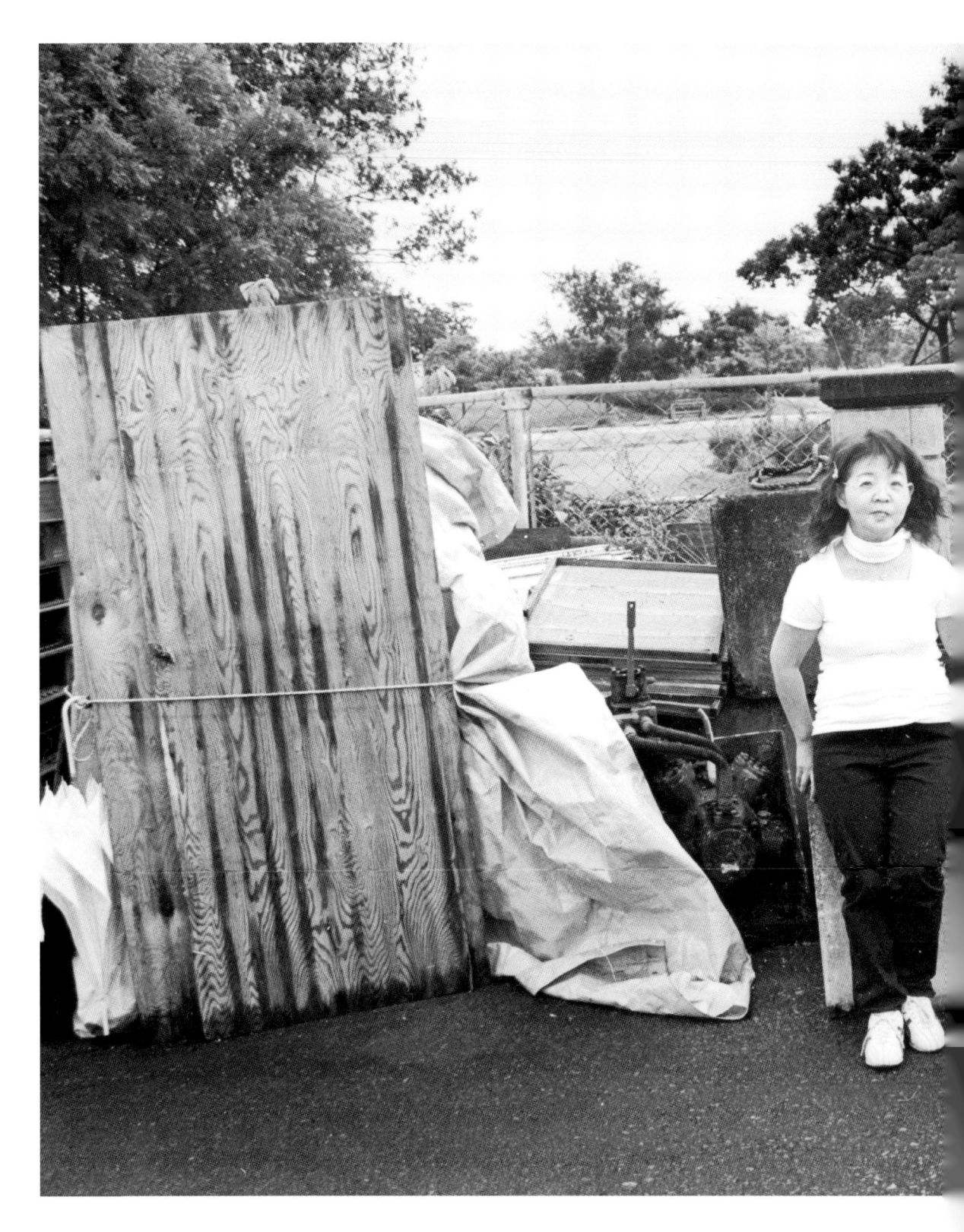

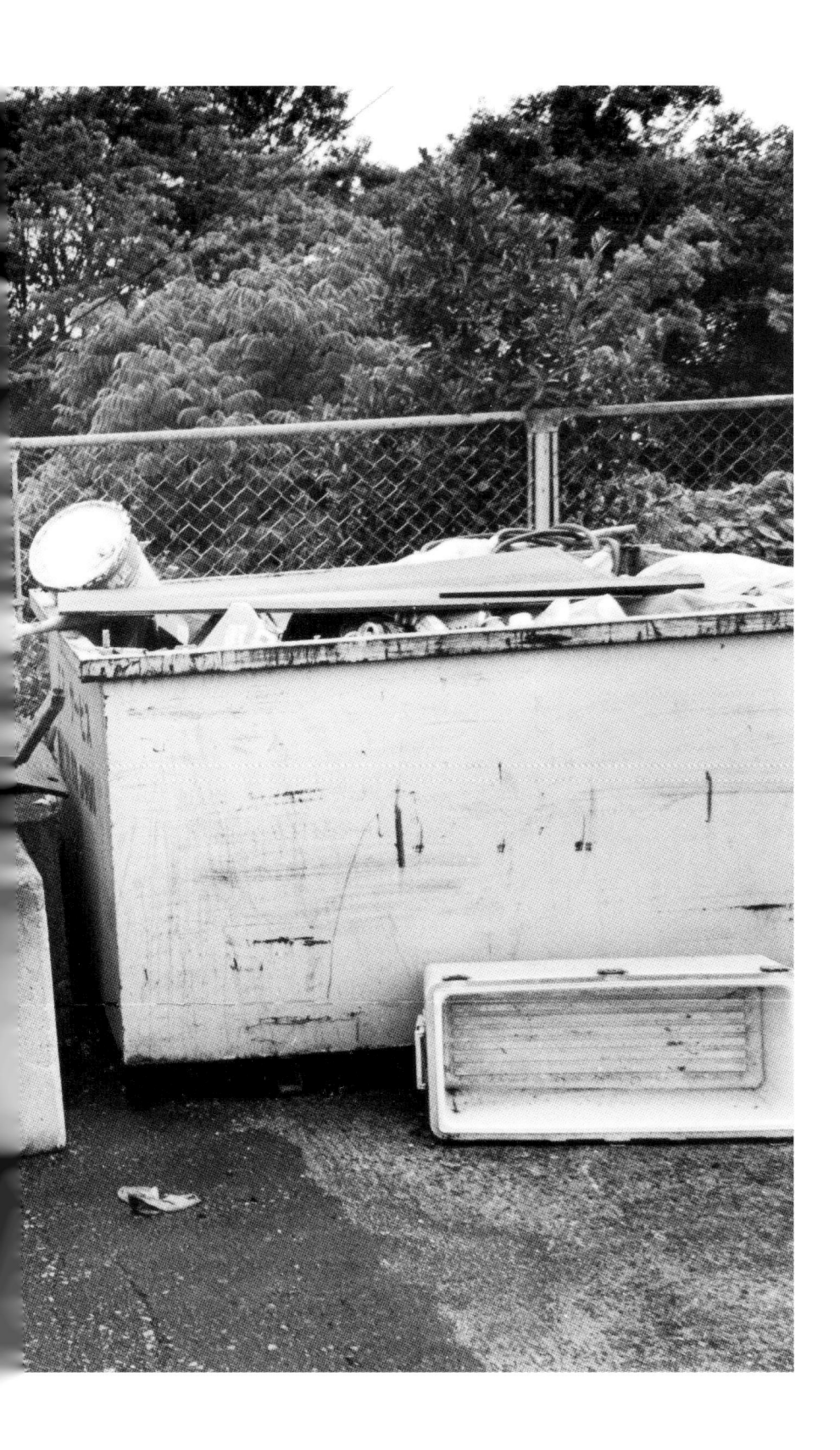

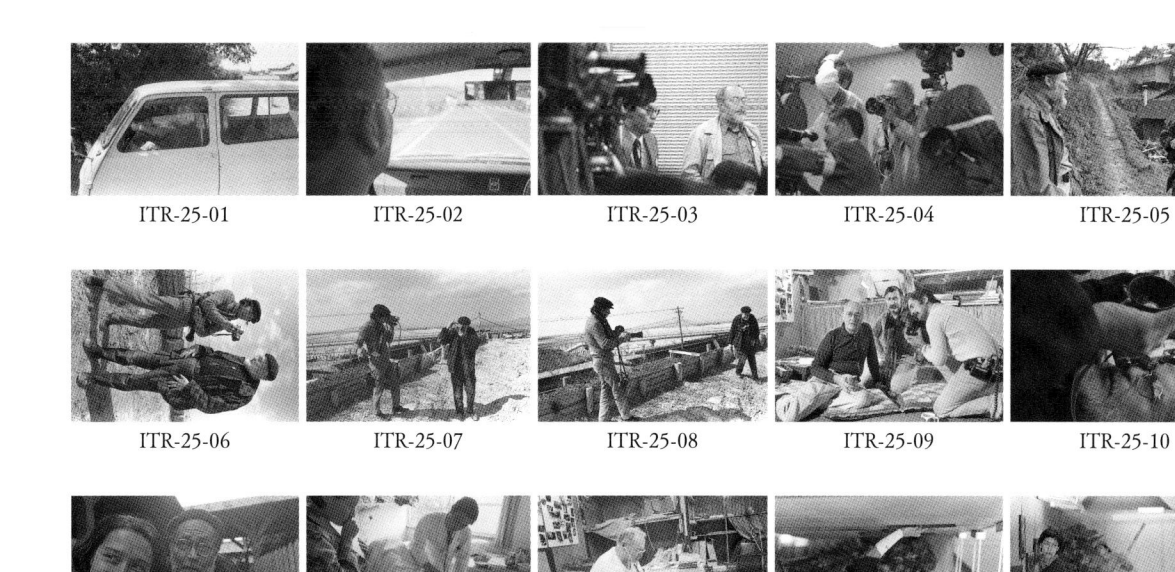

ITR-25-01	ITR-25-02	ITR-25-03	ITR-25-04	ITR-25-05
ITR-25-06	ITR-25-07	ITR-25-08	ITR-25-09	ITR-25-10
ITR-25-11	ITR-25-12	ITR-25-13	ITR-25-14	ITR-25-15

ITR-25-12
治療を受けるユージン・スミス　1974年撮影
1972年1月7日の五井事件後、高血圧、目眩、
頭痛などに悩まされたユージンは急速に体調を悪化させる。
1974年の春には、失明の危機に陥ったため一時帰国して治療を受けた。
日米を往復し、水俣の写真展や英語版写真集制作のため奔走するが、
晩年を迎えたその体は悲鳴を上げていた。
→エッセー「五井事件」(144ページ) 参照

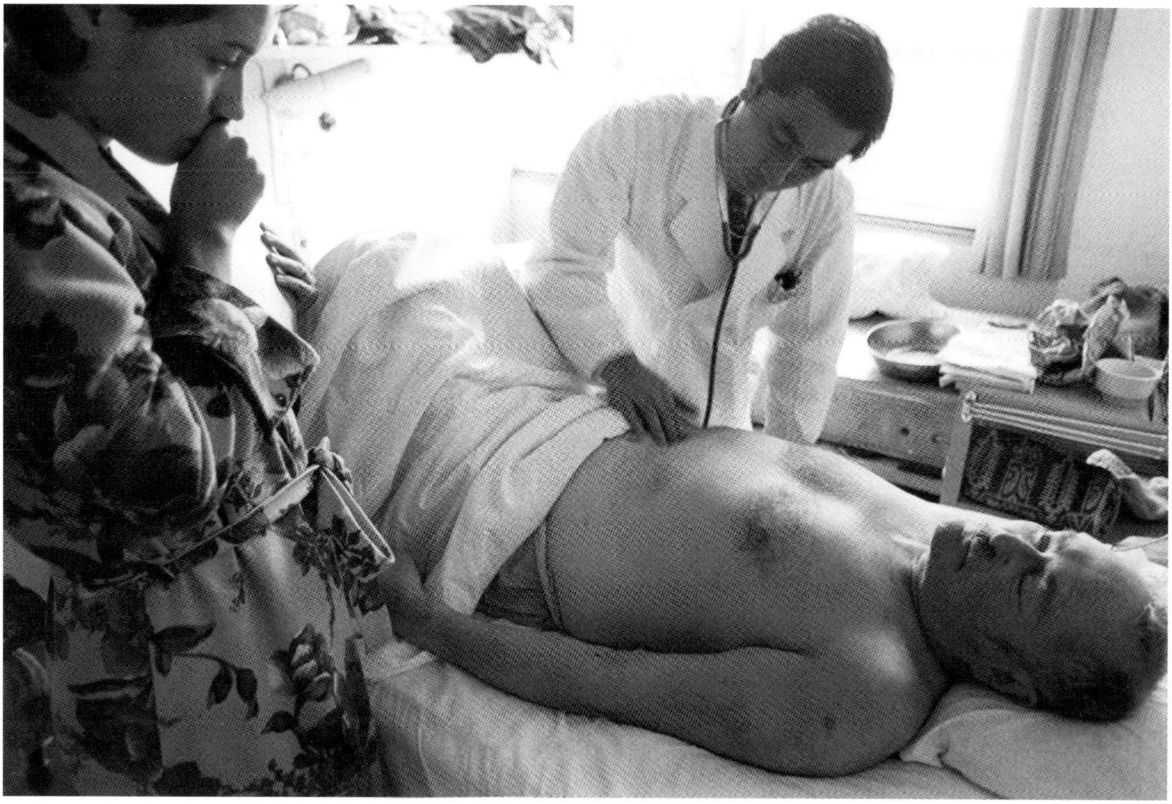

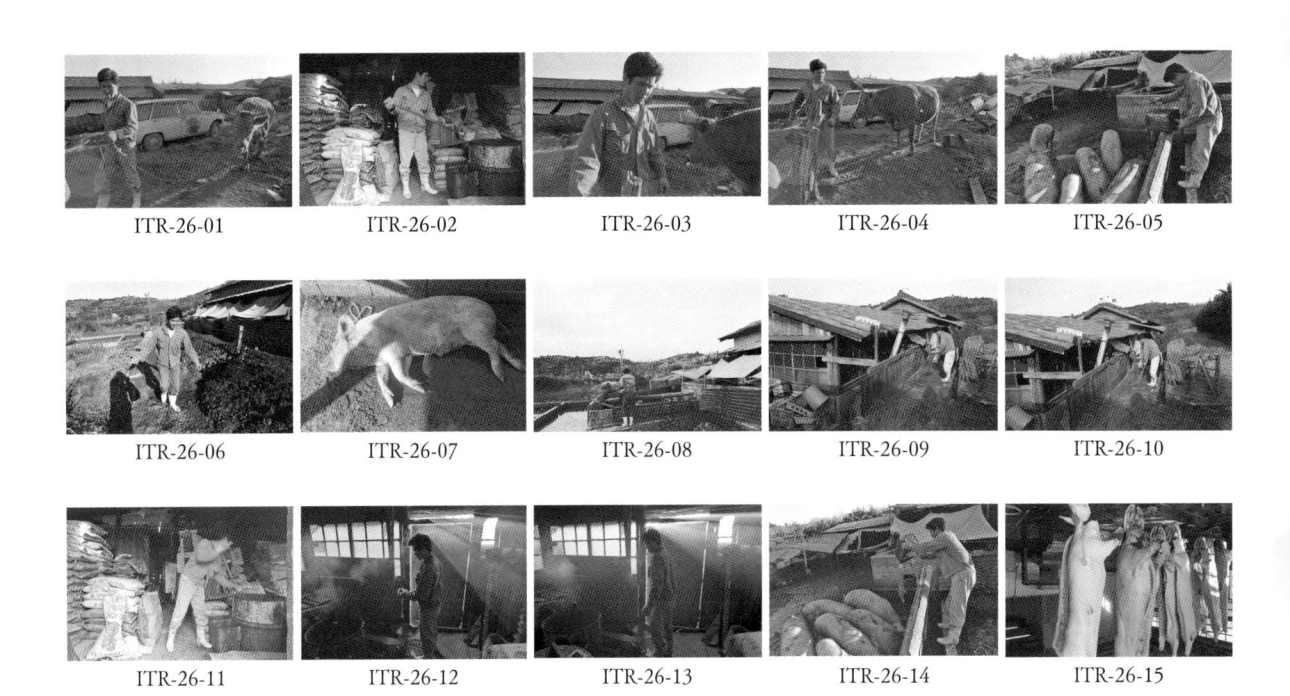

ITR-26-01	ITR-26-02	ITR-26-03	ITR-26-04	ITR-26-05
ITR-26-06	ITR-26-07	ITR-26-08	ITR-26-09	ITR-26-10
ITR-26-11	ITR-26-12	ITR-26-13	ITR-26-14	ITR-26-15

ITR-26-12
江郷下美一　1974年撮影
1947年、漁師の家に生まれる。
水俣病多発時の小児性水俣病として典型的な症状を持っていた。
後に結婚して畑仕事や牛の飼育に打ち込み、リハビリにも励んだが、
1996年6月、白血病で亡くなった。

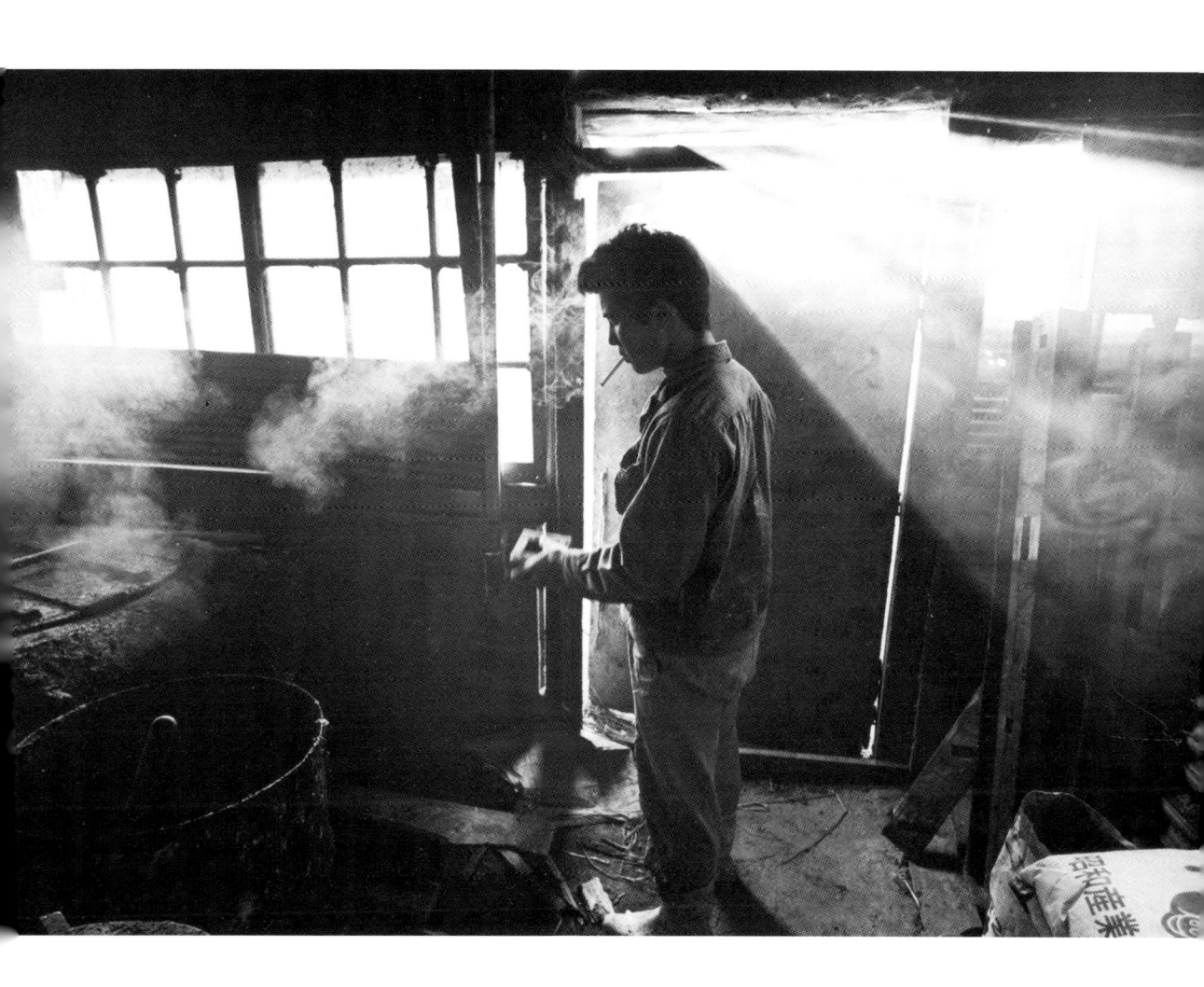

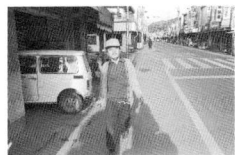

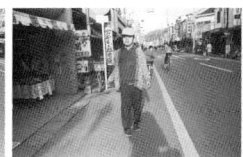

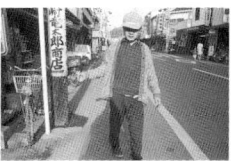

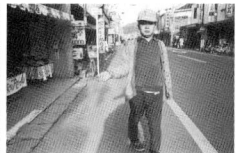

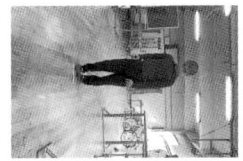

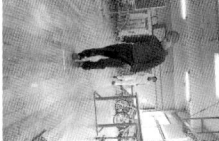

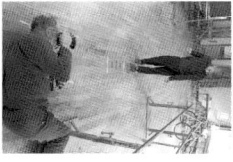

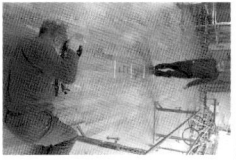

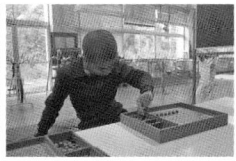

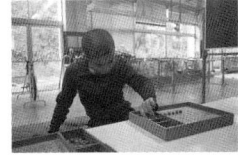

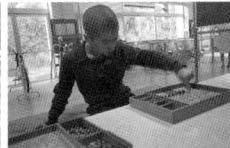

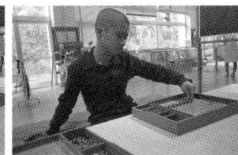

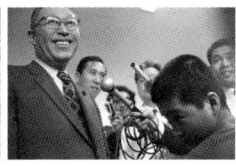

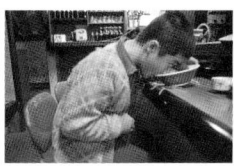

ITR-27-01	ITR-27-02	ITR-27-03	ITR-27-04	ITR-27-05
ITR-27-06	ITR-27-07	ITR-27-08	ITR-27-09	ITR-27-10
ITR-27-11	ITR-27-12	ITR-27-13	ITR-27-14	ITR-27-15

ITR-27-08
鬼塚勇治とユージン・スミス　1972年撮影
水俣病療養施設、市立明水園で歩行訓練する鬼塚を撮影するユージン。

ITR-27-13
鬼塚勇治　1972年撮影
鬼塚は1956年12月8日生まれ。不知火海を望む高台にある明水園に、
設立当初の1972年から入所している。リハビリの一環として様々な作業をしていたが、
なかでも習字が大好きで、園の文化祭には毎年必ず出品している。

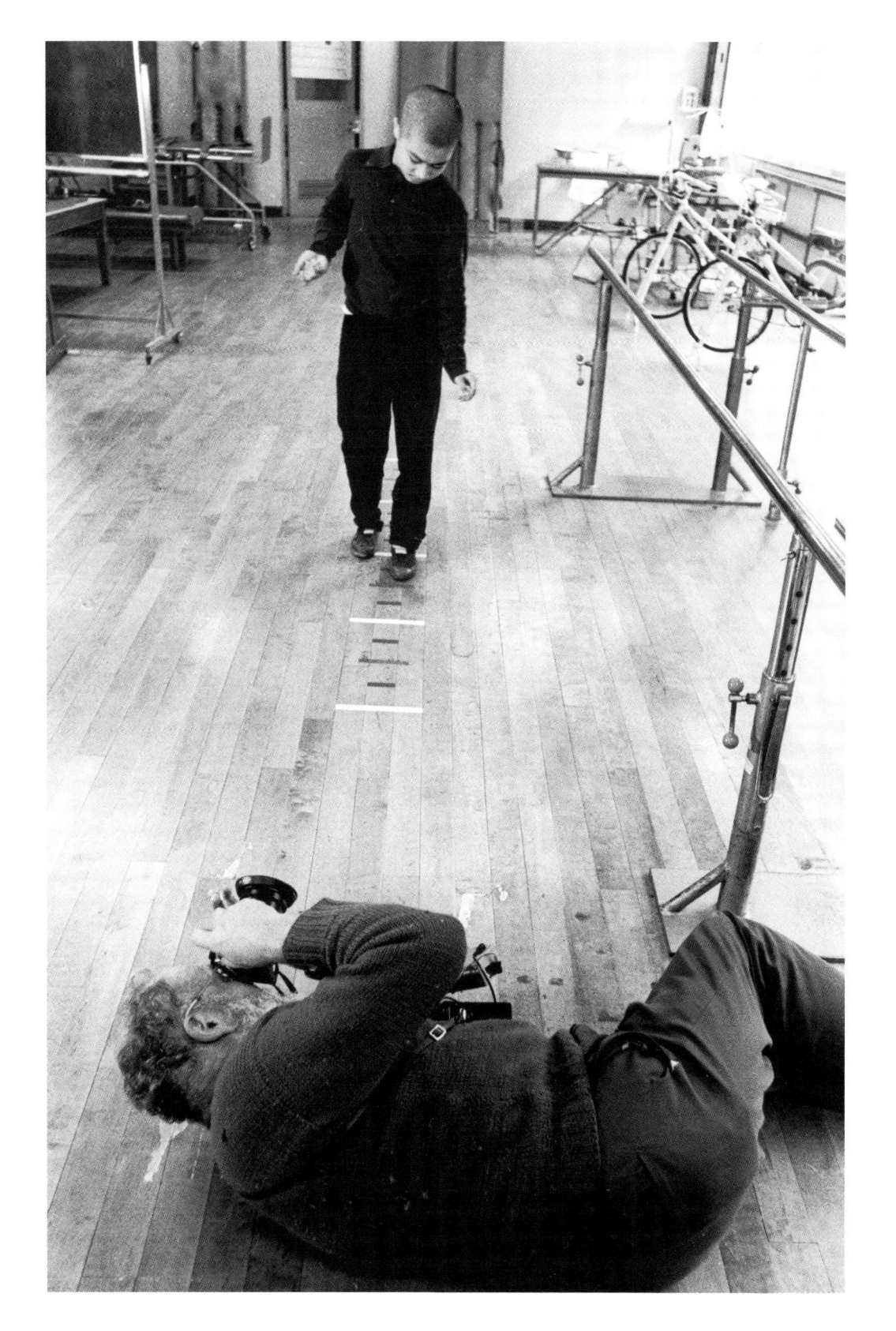

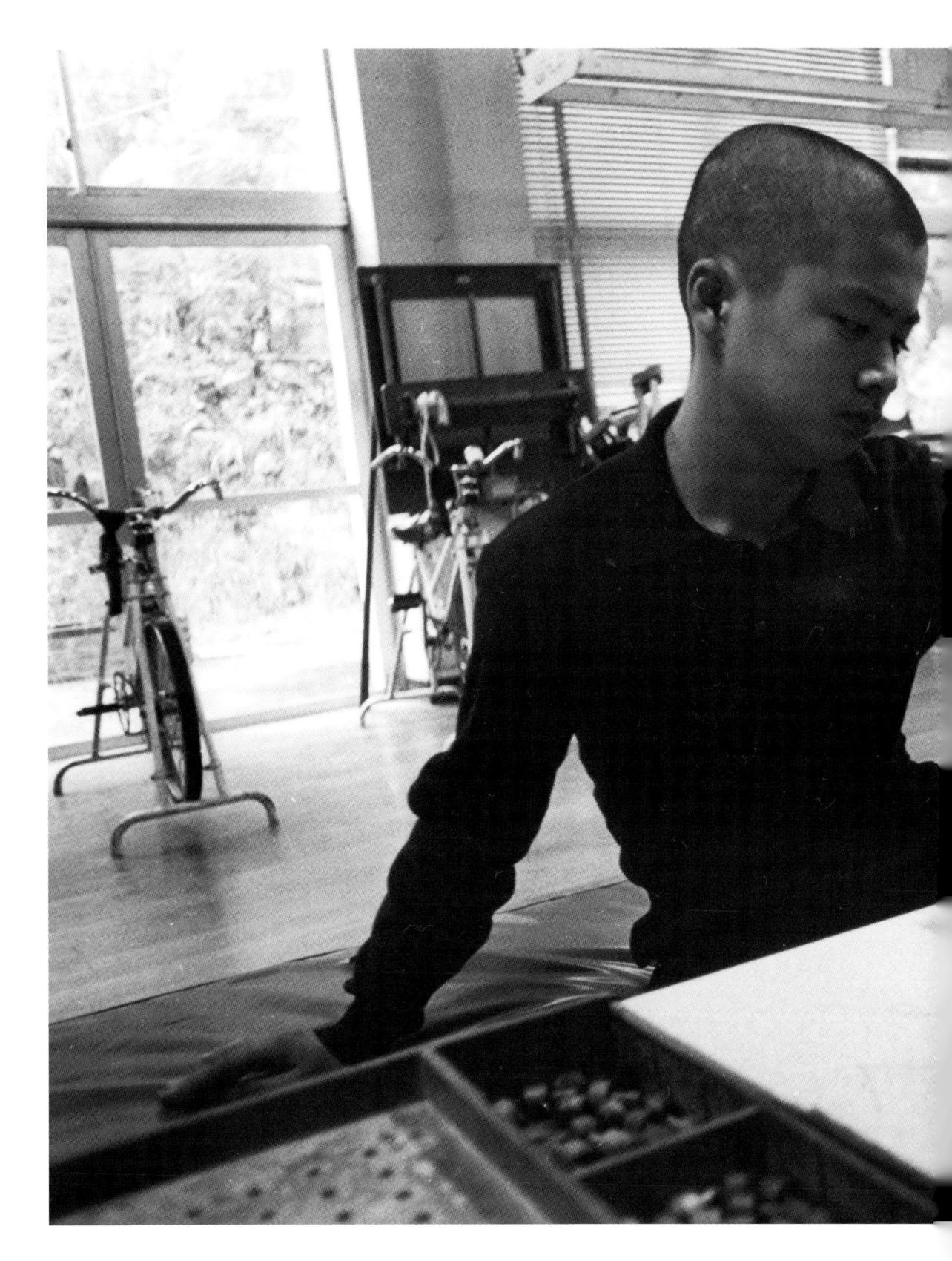

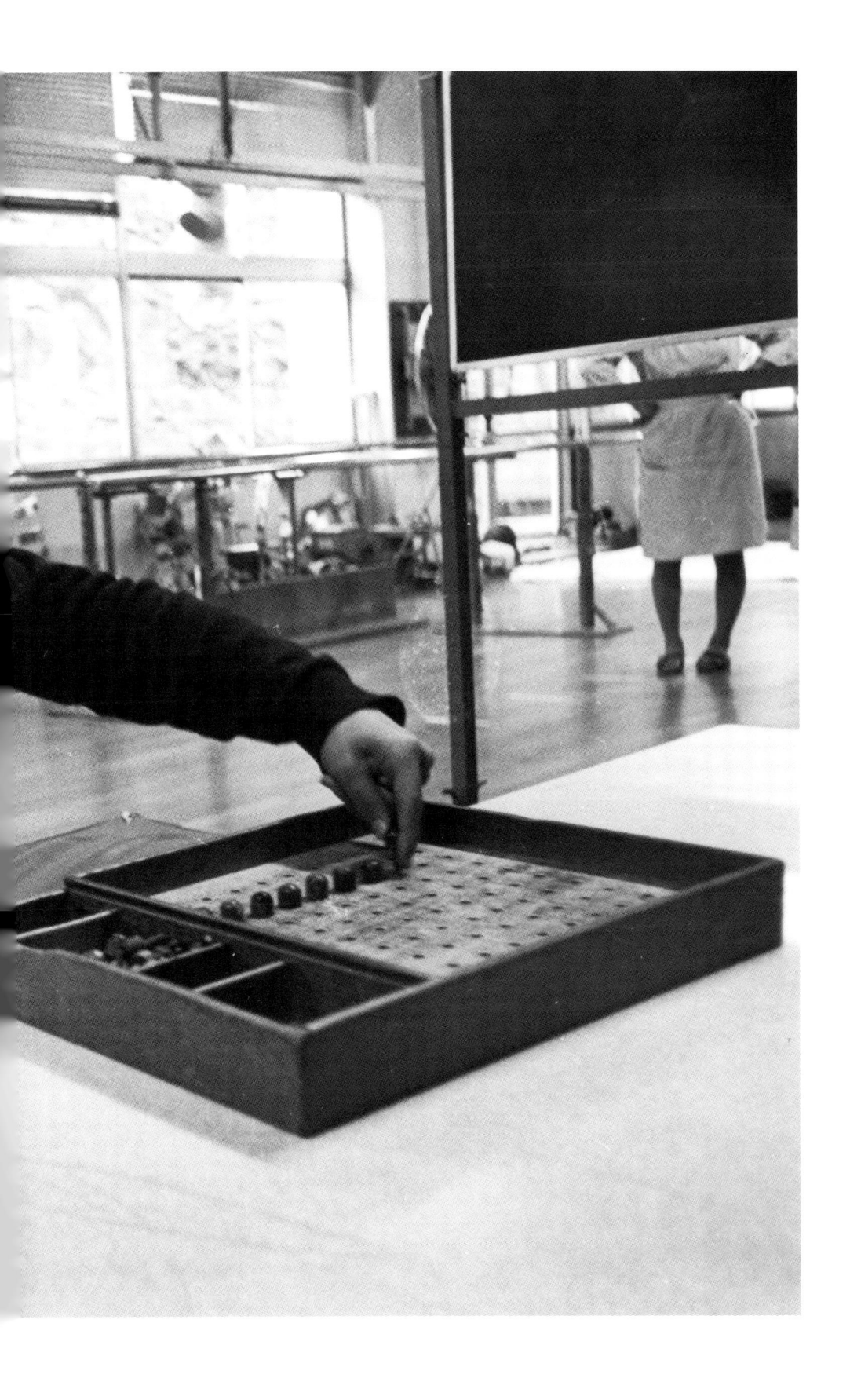

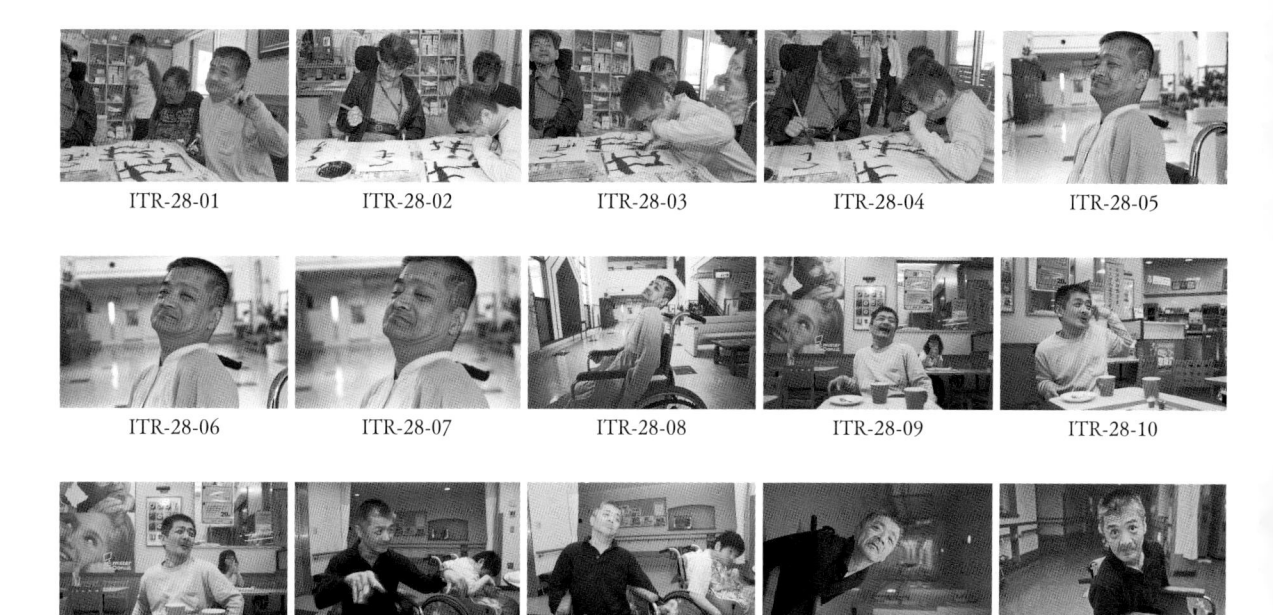

ITR-28-01	ITR-28-02	ITR-28-03	ITR-28-04	ITR-28-05
ITR-28-06	ITR-28-07	ITR-28-08	ITR-28-09	ITR-28-10
ITR-28-11	ITR-28-12	ITR-28-13	ITR-28-14	ITR-28-15

ITR-28-14
明水園での鬼塚勇治　2011年撮影
鬼塚は明水園から週3日ほど、「ほっとはうす」に出かける。
気分転換をかねた外出だが、同じリハビリでもやりがいのある作業がしたいという気持ちは強い。
「ほっとはうす」では胎児性水俣病の仲間たちと習字の練習をしたり、食事をしたりして過ごす。

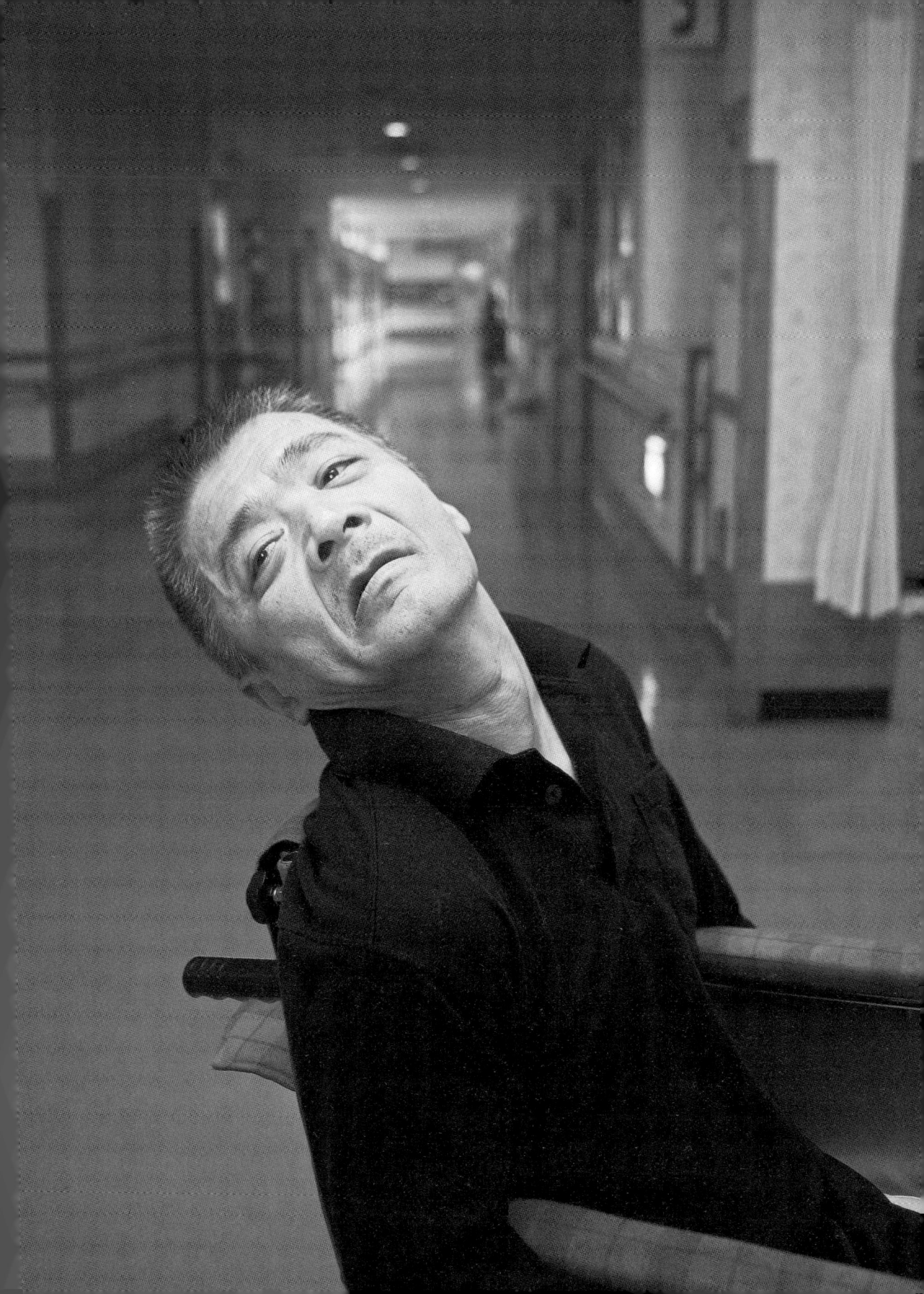

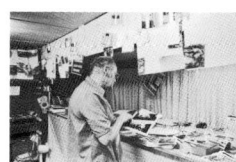

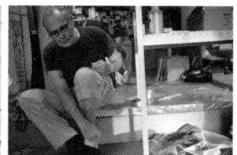

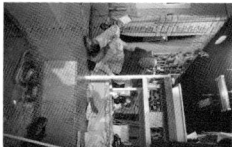

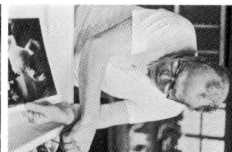

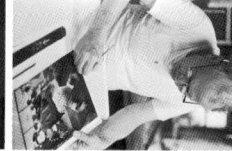

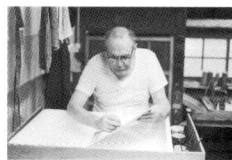

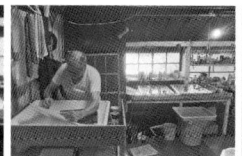

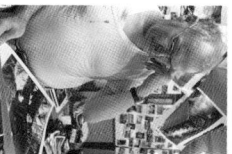

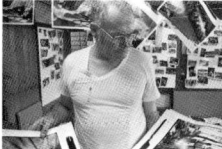

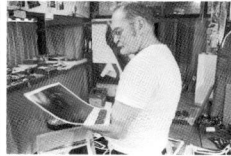

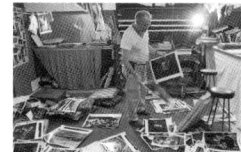

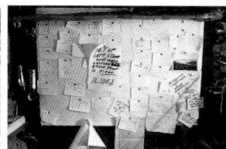

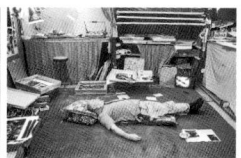

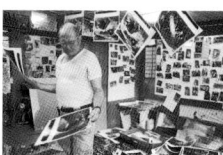

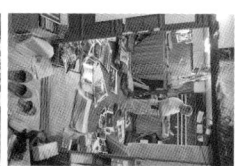

ITR-29-01	ITR-29-02	ITR-29-03	ITR-29-04	ITR-29-05
ITR-29-06	ITR-29-07	ITR-29-08	ITR-29-09	ITR-29-10
ITR-29-11	ITR-29-12	ITR-29-13	ITR-29-14	ITR-29-15

ITR-29-14
ユージン・スミスの仕事場　1974年撮影
水俣に住居を構えた1971年当初は東京にも住まいがあったため、
狭いながらも暗室作業は東京で行っていた。
しかし写真集や写真展の準備ために、もう少し大きなプリントができる暗室が必要となり、
私の住まいも兼ねて、1972年11月、ユージンの住む月の浦から徒歩5分ほどの所に新たに家を借りた。
5×7インチ、10×12インチ、14×17インチなどのプリントが壁にも床にも散乱し、
それこそ足の踏み場も無い有様だった。
毎日毎日いつでも見られるよう壁に写真を貼り、作品にするカットを選んでいった。
夜になると、布団を敷くスペースだけ写真を退かし、私は眠った。
→エッセー「暗室作業」(130ページ) 参照

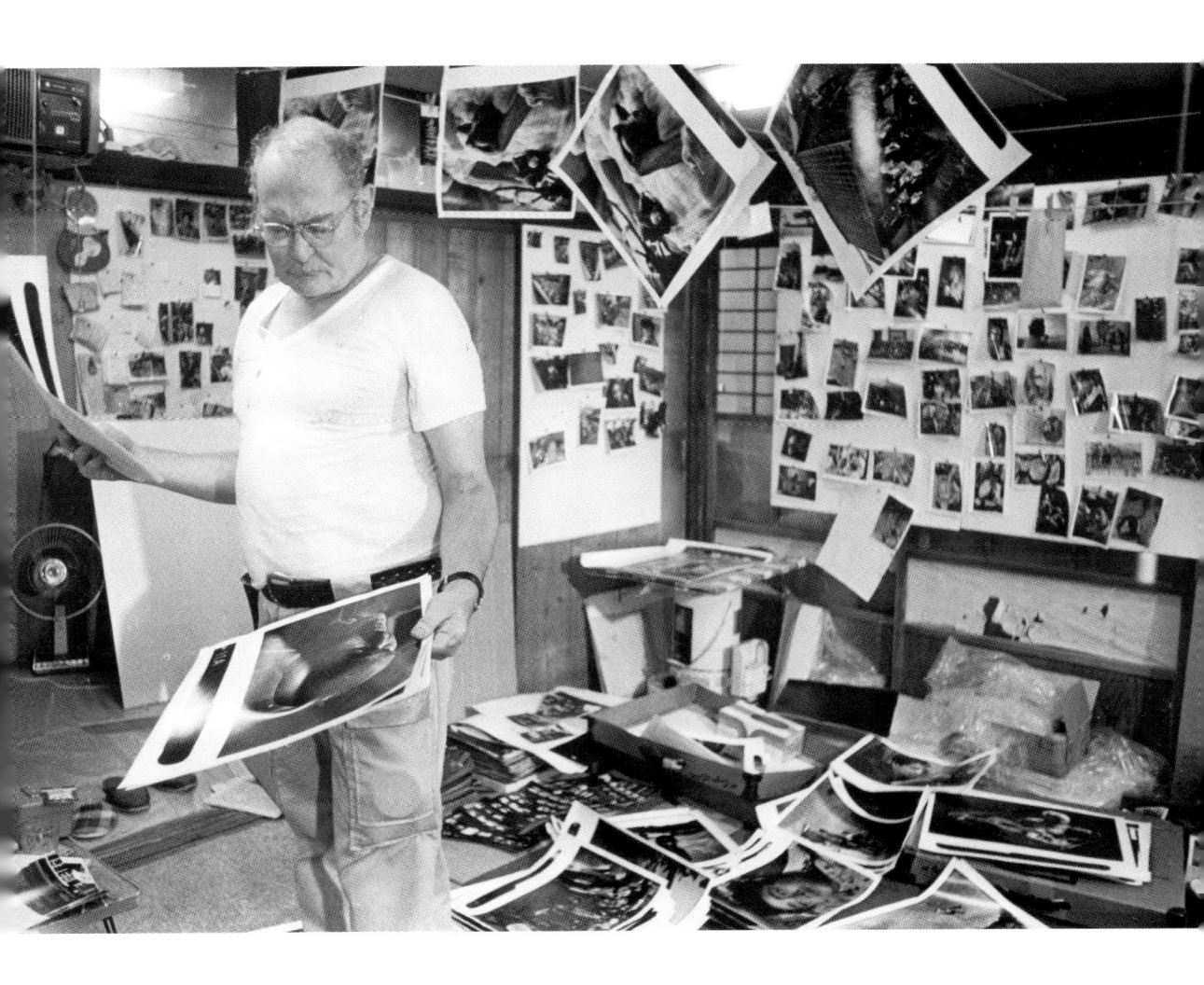

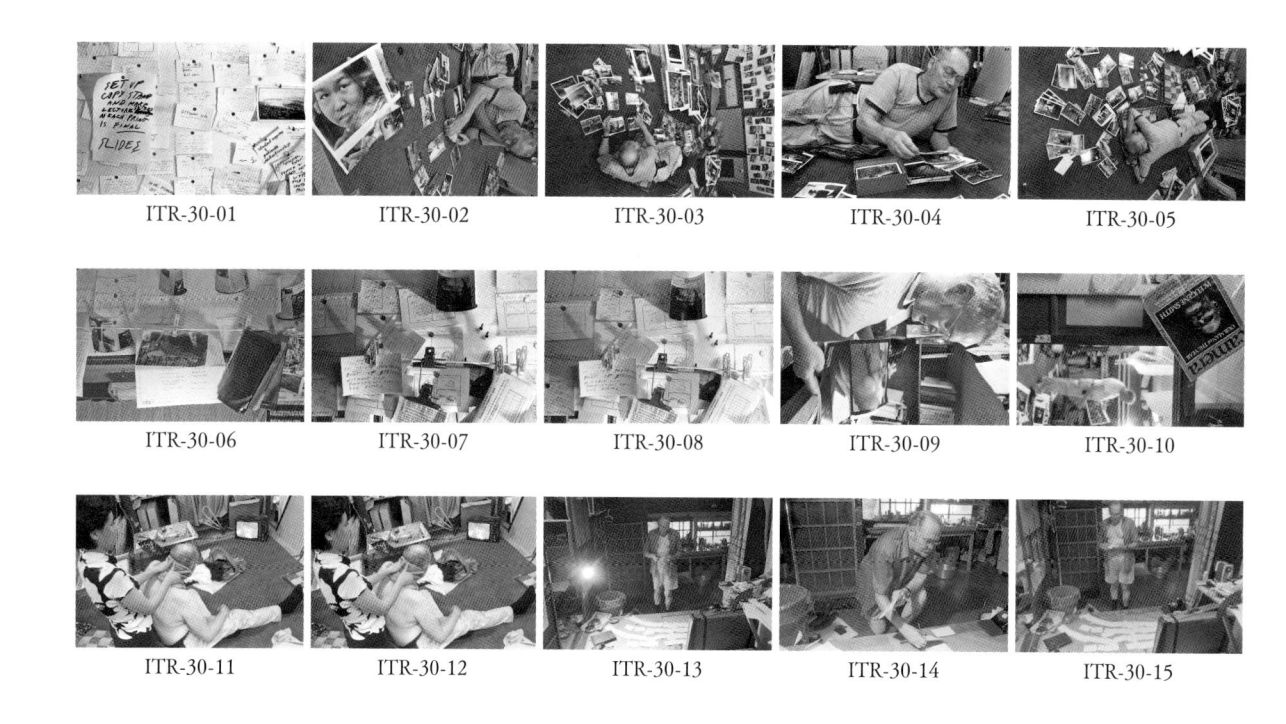

ITR-30-01	ITR-30-02	ITR-30-03	ITR-30-04	ITR-30-05
ITR-30-06	ITR-30-07	ITR-30-08	ITR-30-09	ITR-30-10
ITR-30-11	ITR-30-12	ITR-30-13	ITR-30-14	ITR-30-15

ITR-30-05
ユージンの仕事場　1974年撮影
私が暗室から出てくると、写真選びをしていたユージンが気持ち良さそうに眠っていた。
大量にプリントされた5×7インチのプルーフプリントから幾つかのカットを写真集や写真展用に選び、
さらに10×14インチや写真展用の16×20インチ用にプリントするのである。

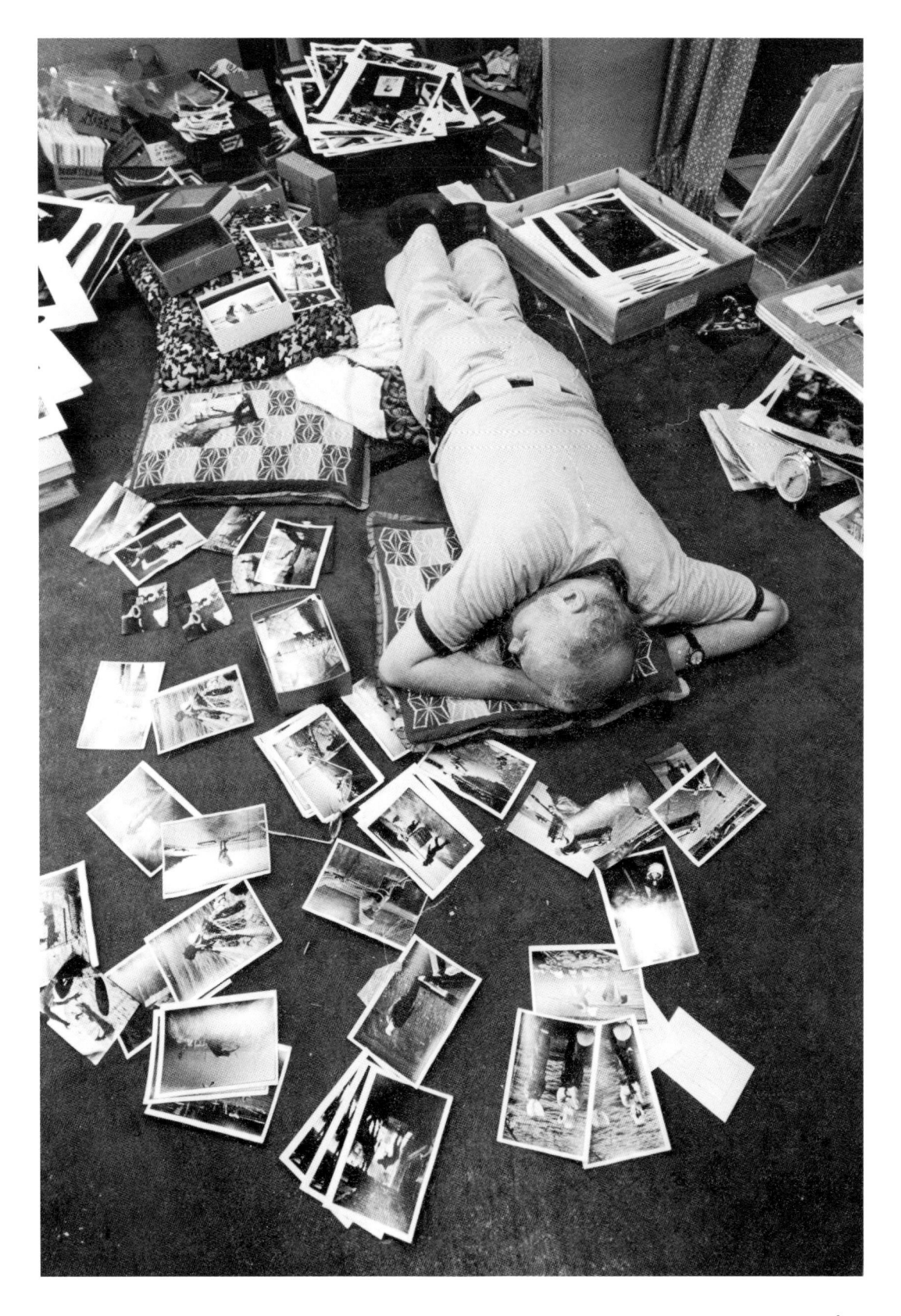

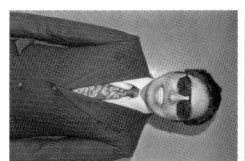

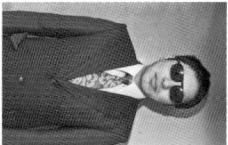

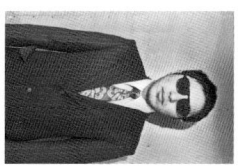

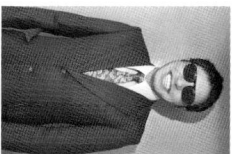

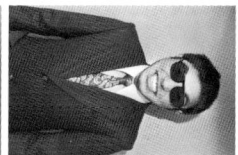

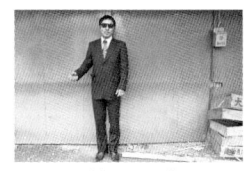

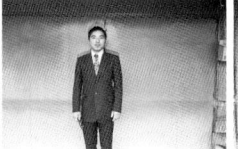

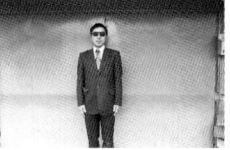

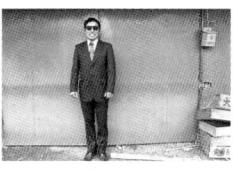

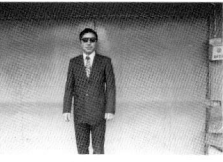

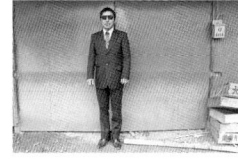

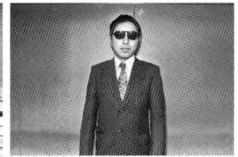

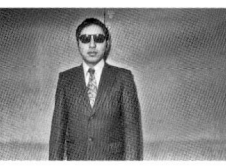

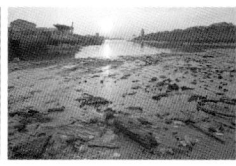

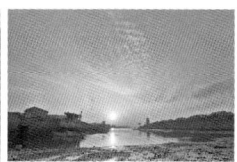

ITR-31-01	ITR-31-02	ITR-31-03	ITR-31-04	ITR-31-05
ITR-31-06	ITR-31-07	ITR-31-08	ITR-31-09	ITR-31-10
ITR-31-11	ITR-31-12	ITR-31-13	ITR-31-14	ITR-31-15

ITR-31-09
坂本輝喜　1974年1月15日撮影
1954年11月14日生まれ。
写真は1974年の成人式の後、職場である豚舎で撮影した。
その後も漁師などの仕事に就き、
23歳のとき若衆宿で知り合った支援の女性と結婚する

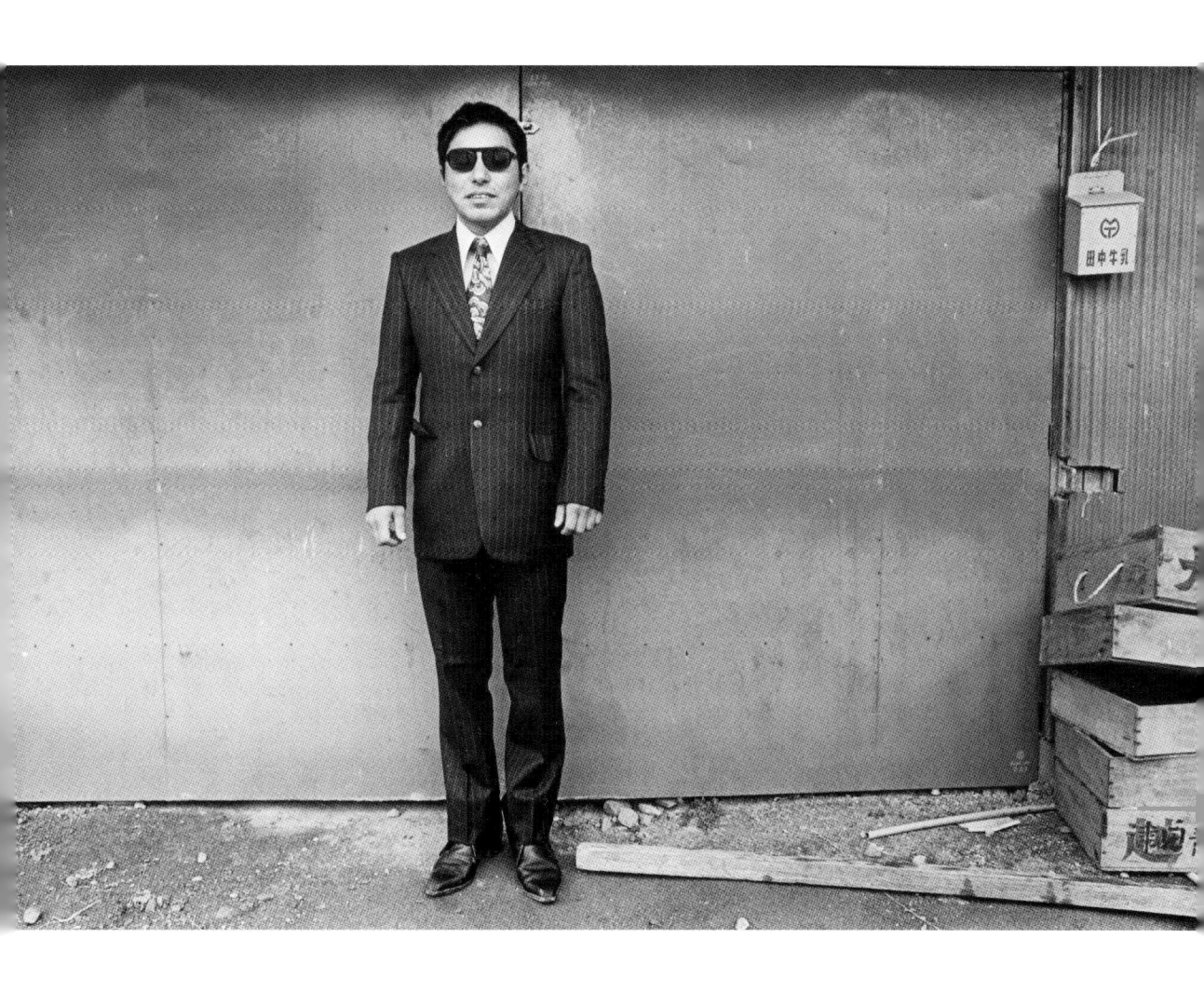

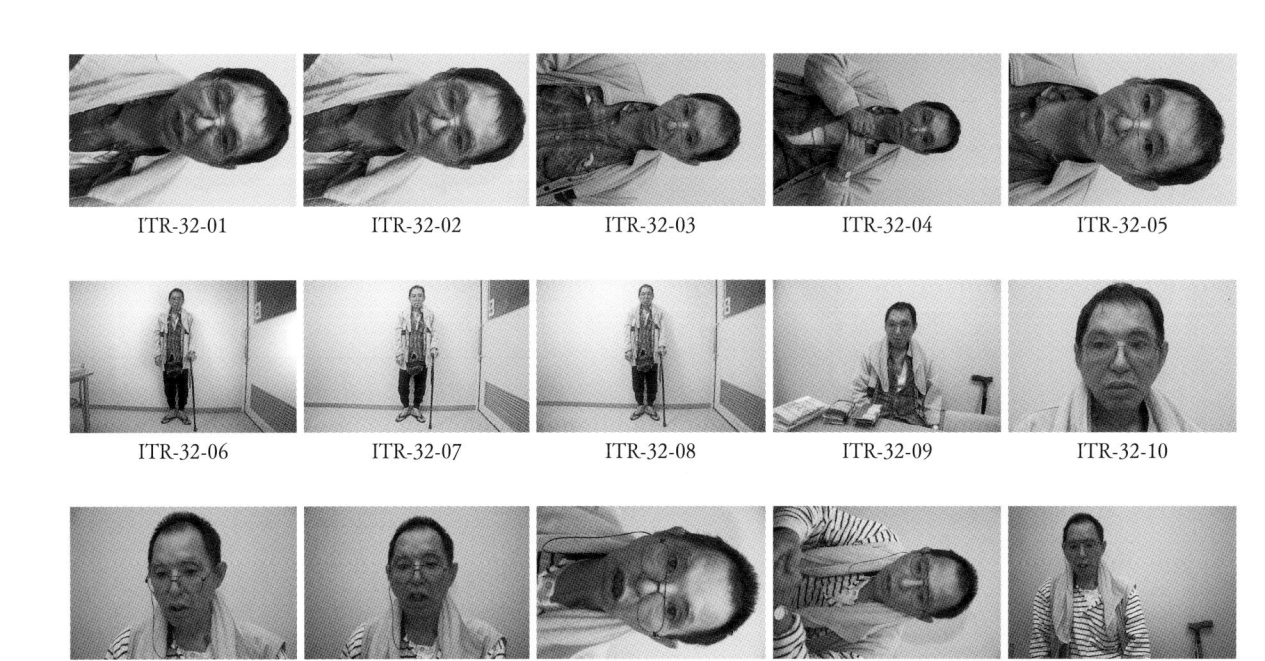

ITR-32-08
坂本輝喜　2010年撮影
坂本は2001年、自宅のベランダから転落し重傷を負う。
その後、後遺症の高次脳機能障害で病院を転々としていたが、
現在は水俣病院で長期入院生活を送っている。

093

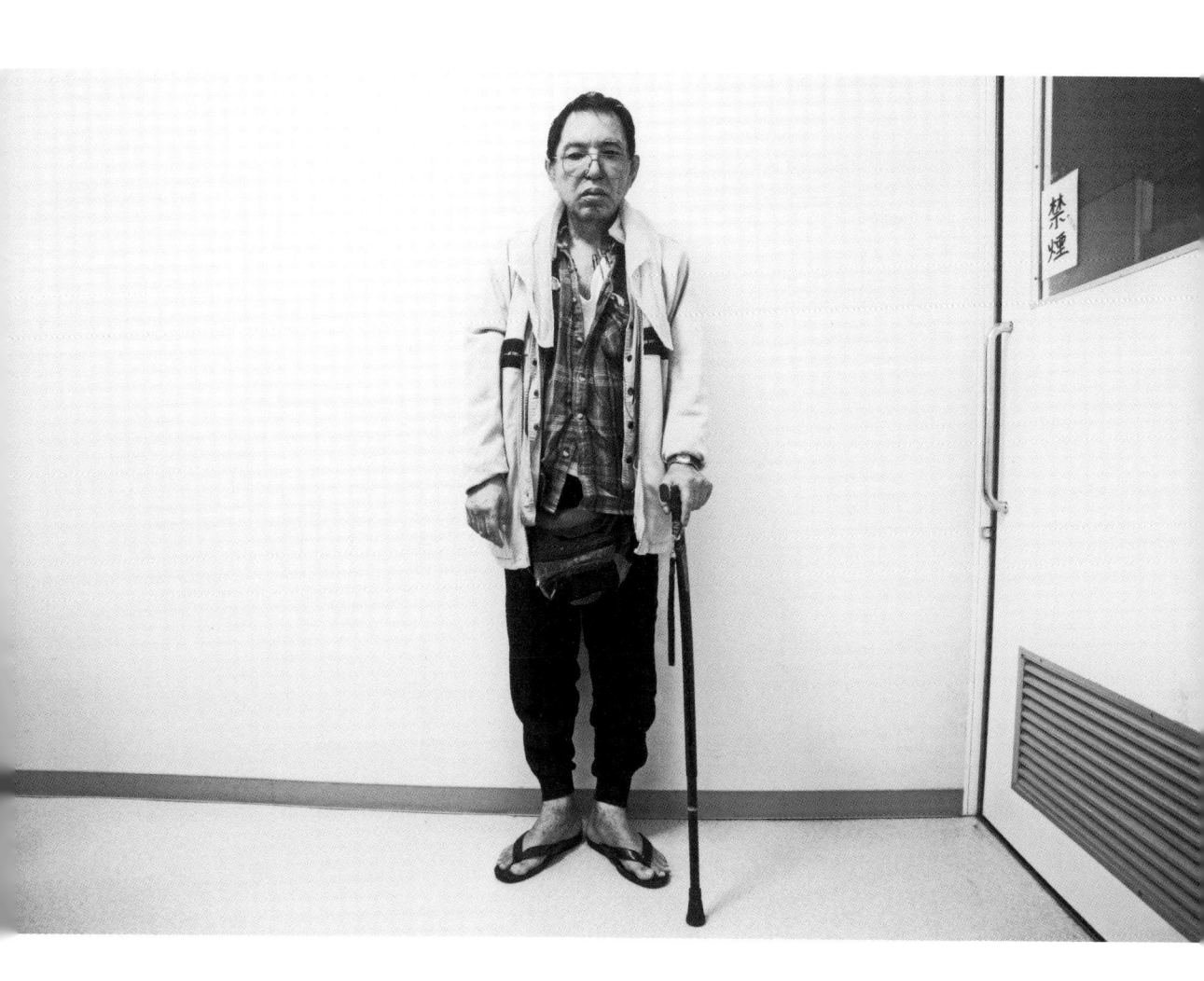

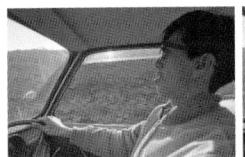

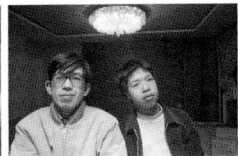

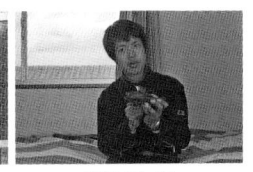

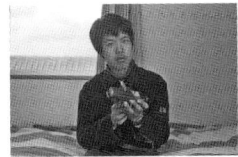

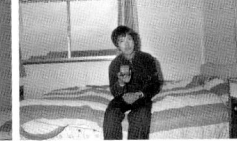

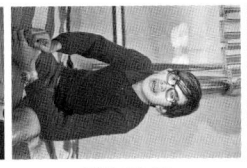

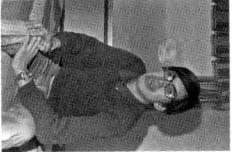

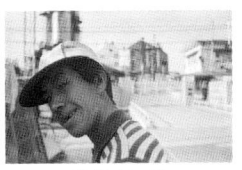

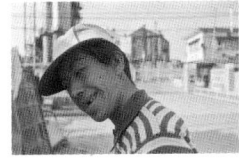

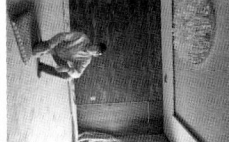

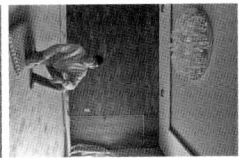

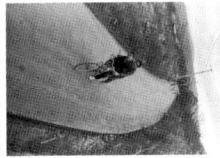

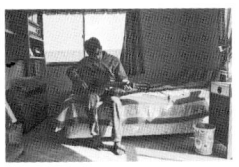

ITR-33-03
渡辺栄一と弟の政秋　1973年撮影
祖父の渡辺栄蔵（熊本地裁の第1次水俣病訴訟原告団長）、
父の保はエビ漁の名人だったがともに水俣病で死亡。
母、弟も水俣病で祖父たちの後を追った。
渡辺家は水俣病で崩壊した。栄一は子供のときから音感にすぐれ、よくアコーディオンを弾いていた。
写真は補償金で立て直した家のソファーでくつろぐ渡辺兄弟。

ITR-33-11
渡辺栄一　1972年撮影
チッソ水俣工場の正門前に立つ栄一。

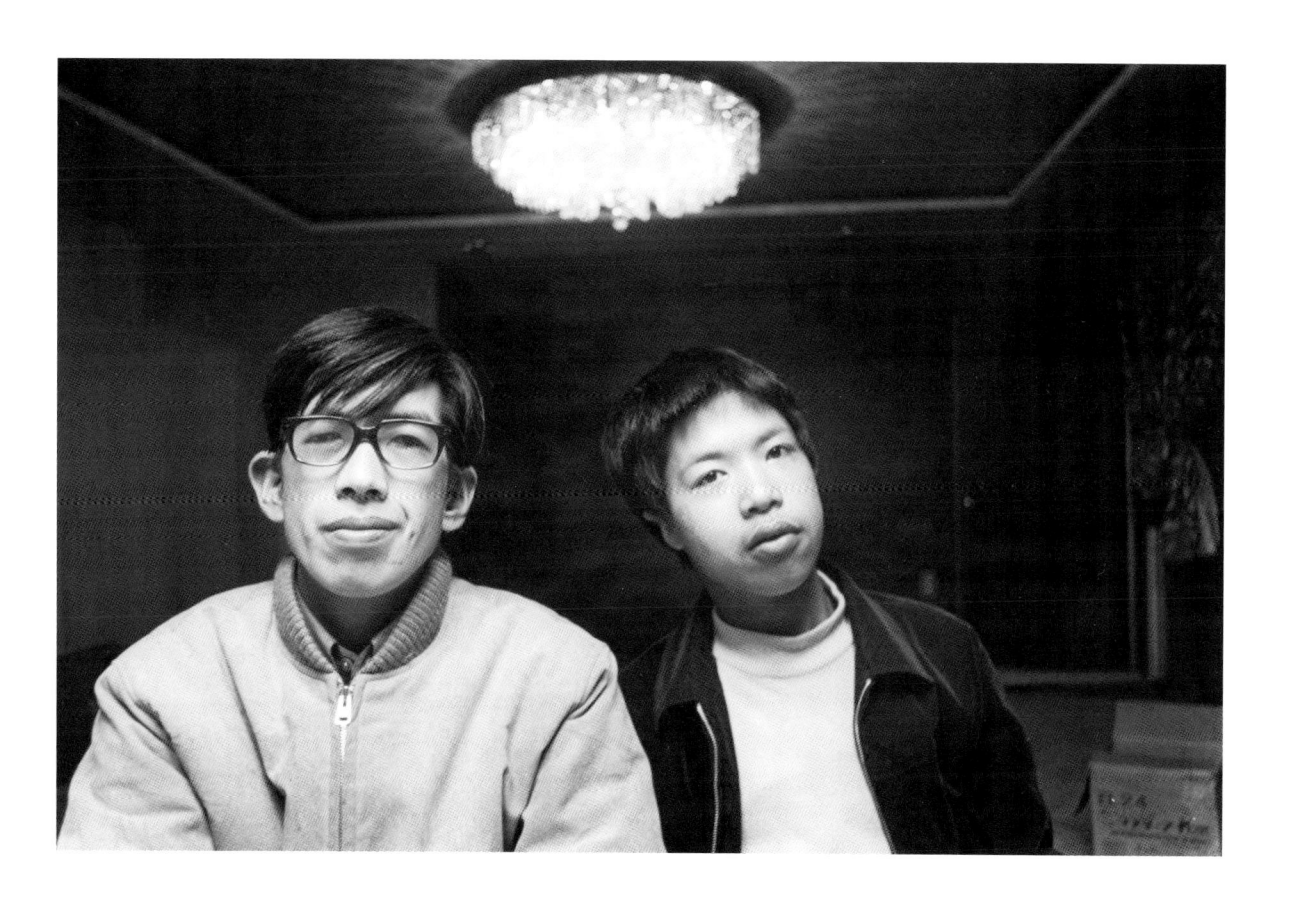

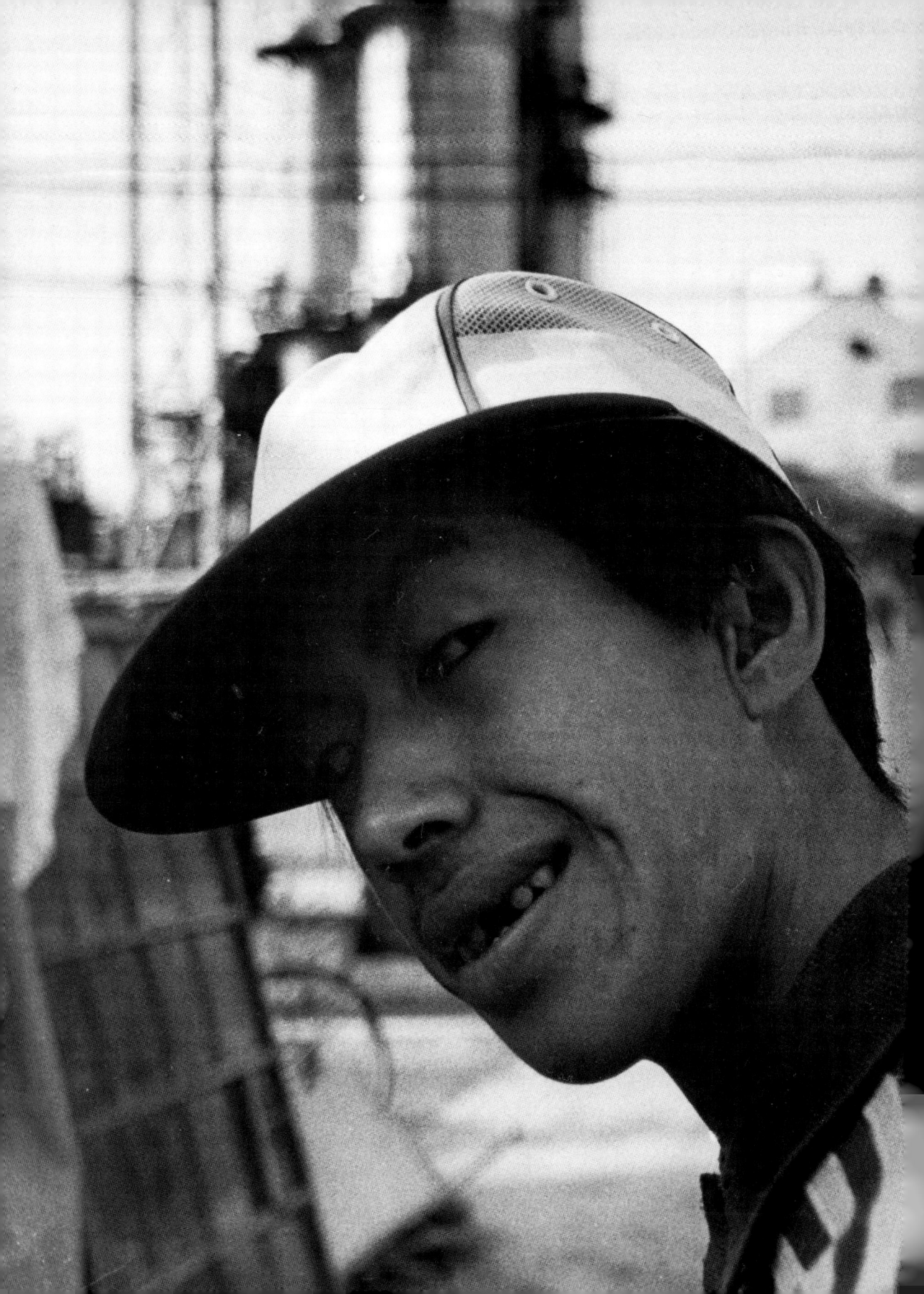

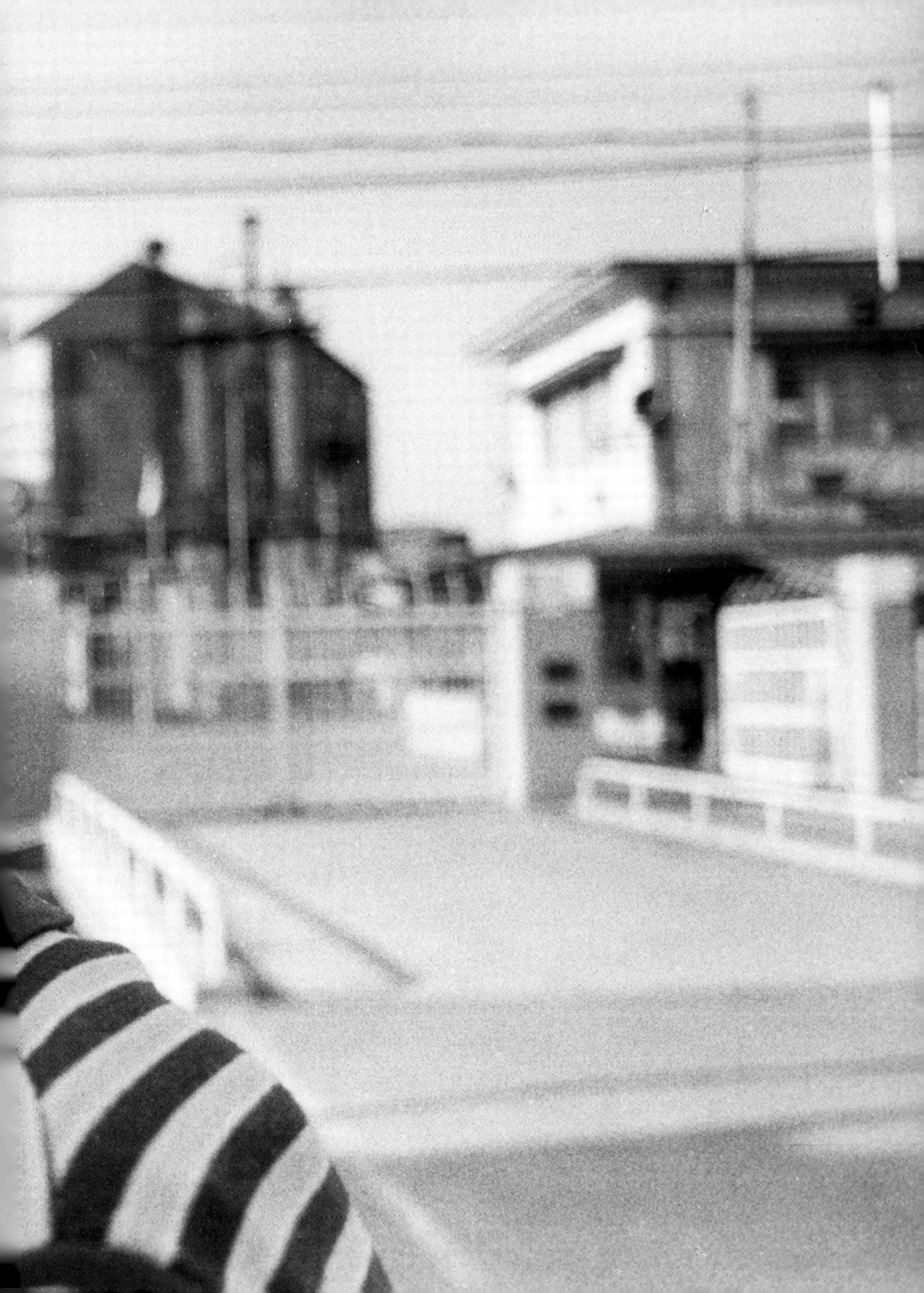

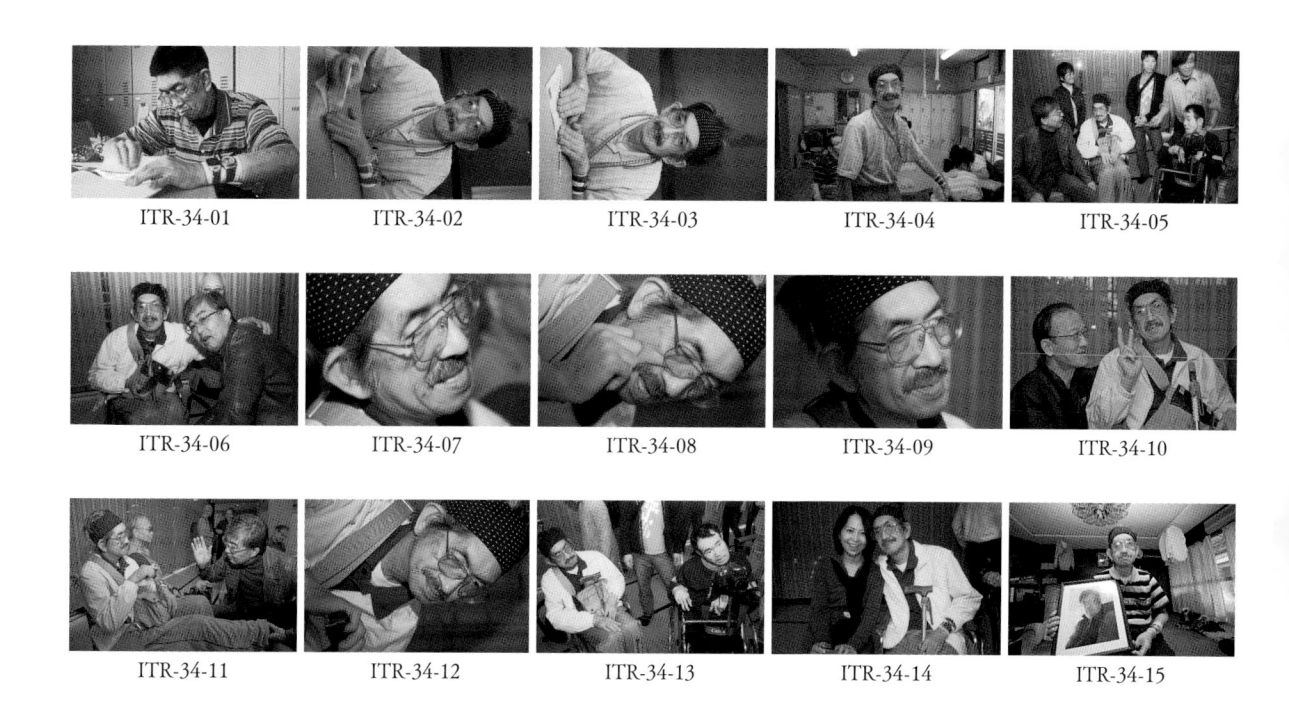

ITR-34-01	ITR-34-02	ITR-34-03	ITR-34-04	ITR-34-05
ITR-34-06	ITR-34-07	ITR-34-08	ITR-34-09	ITR-34-10
ITR-34-11	ITR-34-12	ITR-34-13	ITR-34-14	ITR-34-15

ITR-34-15
渡辺栄一　2012年撮影
95ページの写真と同じ部屋で撮影した40年後の渡辺兄弟。
6歳年下の弟、政秋は2010年、51歳で亡くなった。
天井のシャンデリアは故障して点灯しなくなっていた。

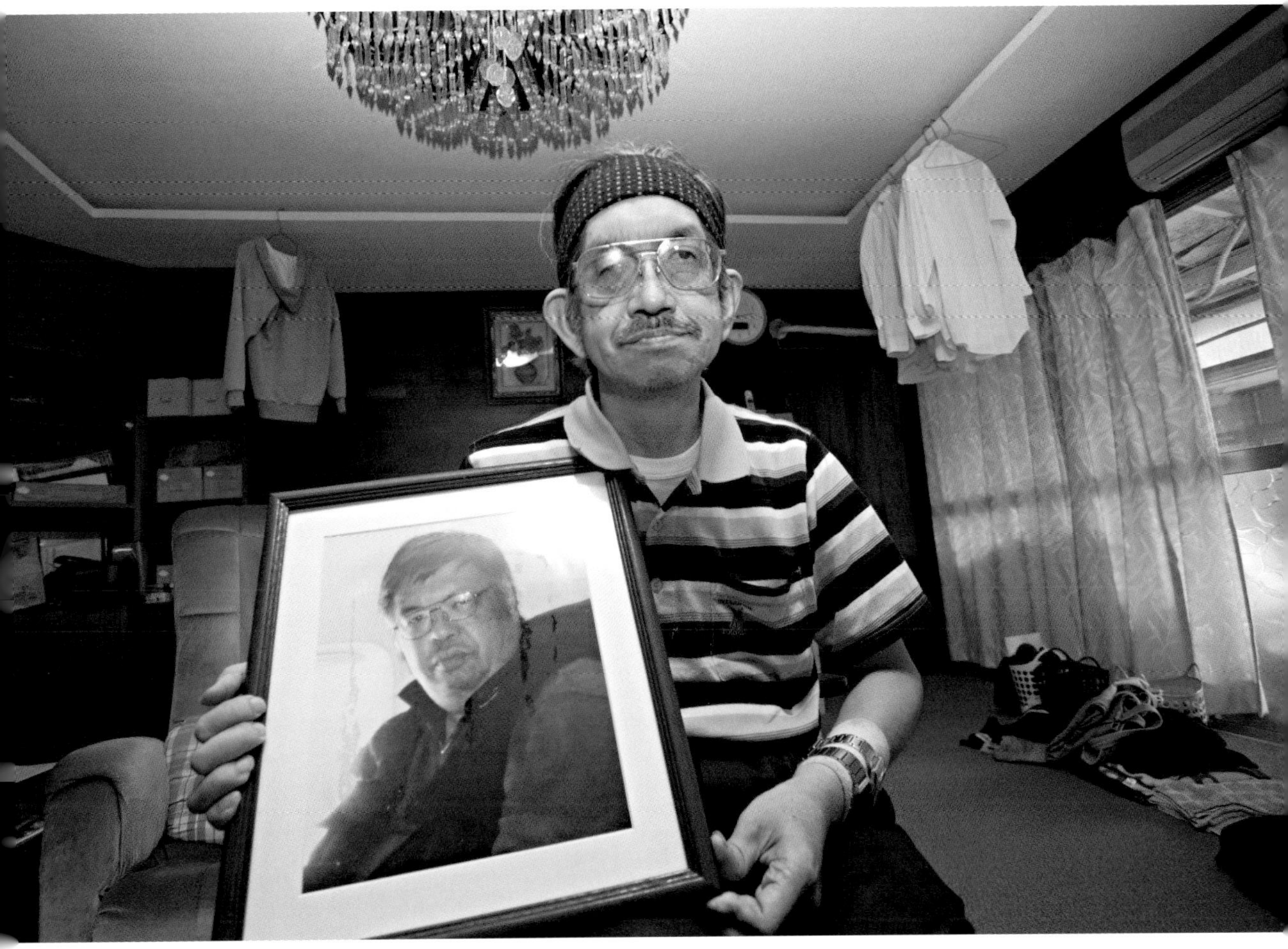

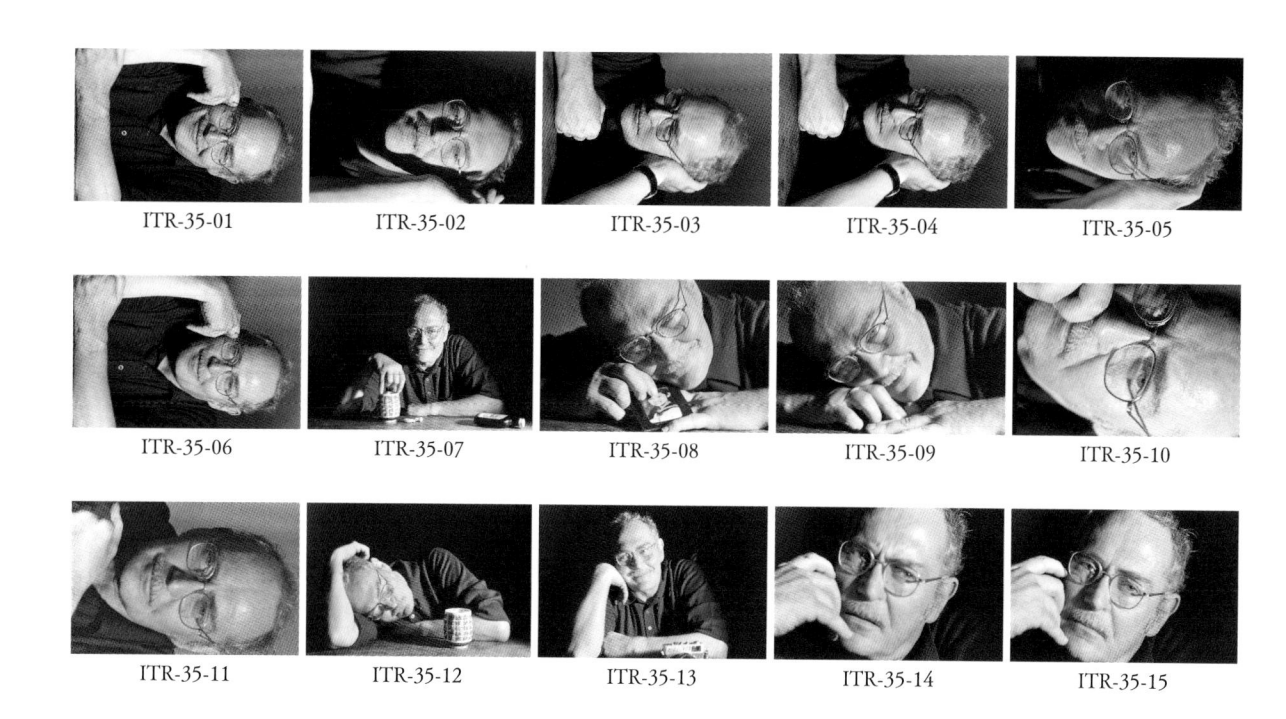

ITR-35-01	ITR-35-02	ITR-35-03	ITR-35-04	ITR-35-05
ITR-35-06	ITR-35-07	ITR-35-08	ITR-35-09	ITR-35-10
ITR-35-11	ITR-35-12	ITR-35-13	ITR-35-14	ITR-35-15

ITR-35-07
ユージンのポートレイト　1974年撮影
寿司屋で貰った湯呑みでウイスキーを飲むユージン、
かたわらには愛飲していたサントリーレッドの小瓶が転がっている。
水俣市公会堂で行われた自身の写真展で。
→エッセー「最後の水俣へ」（152ページ）参照

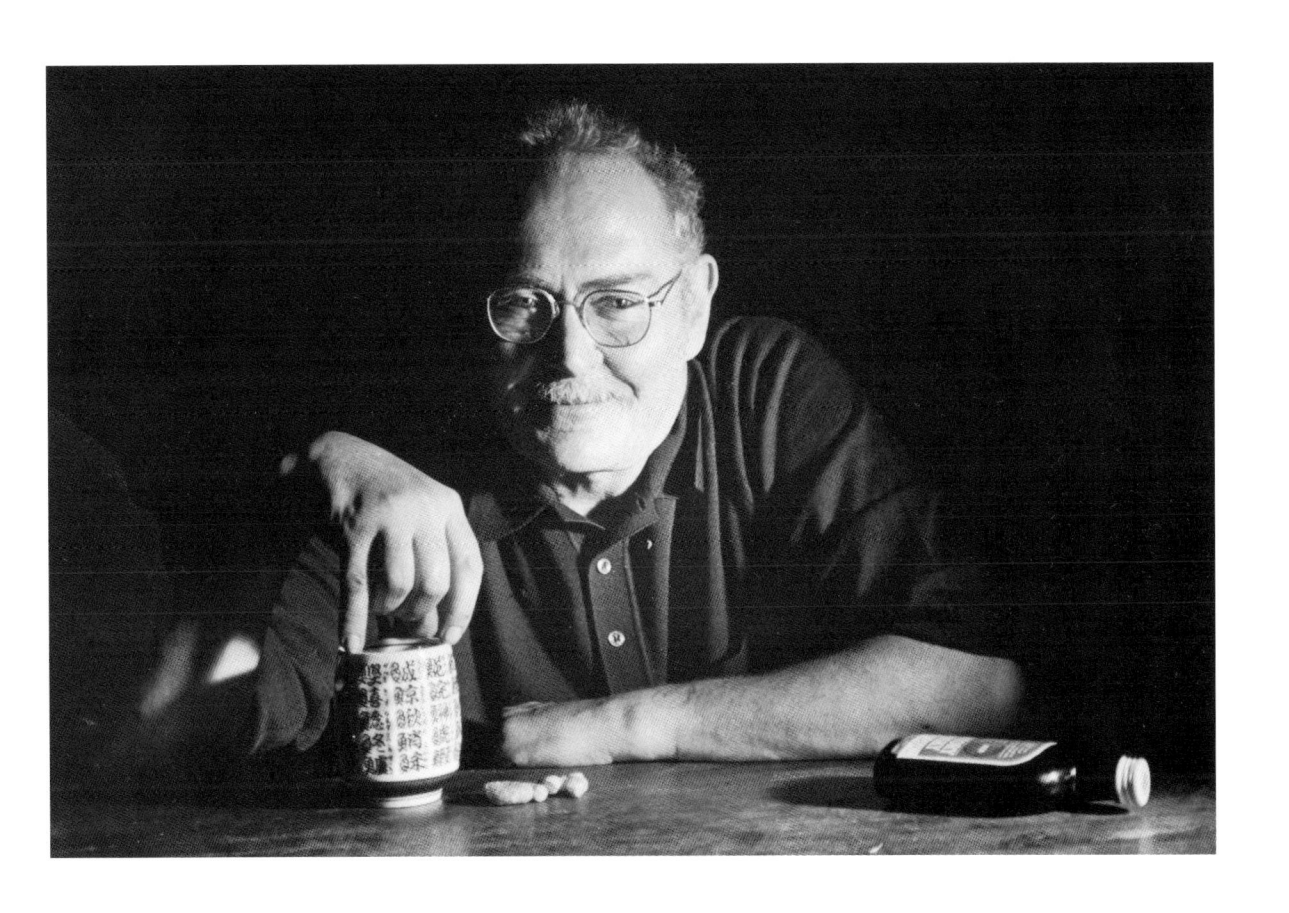

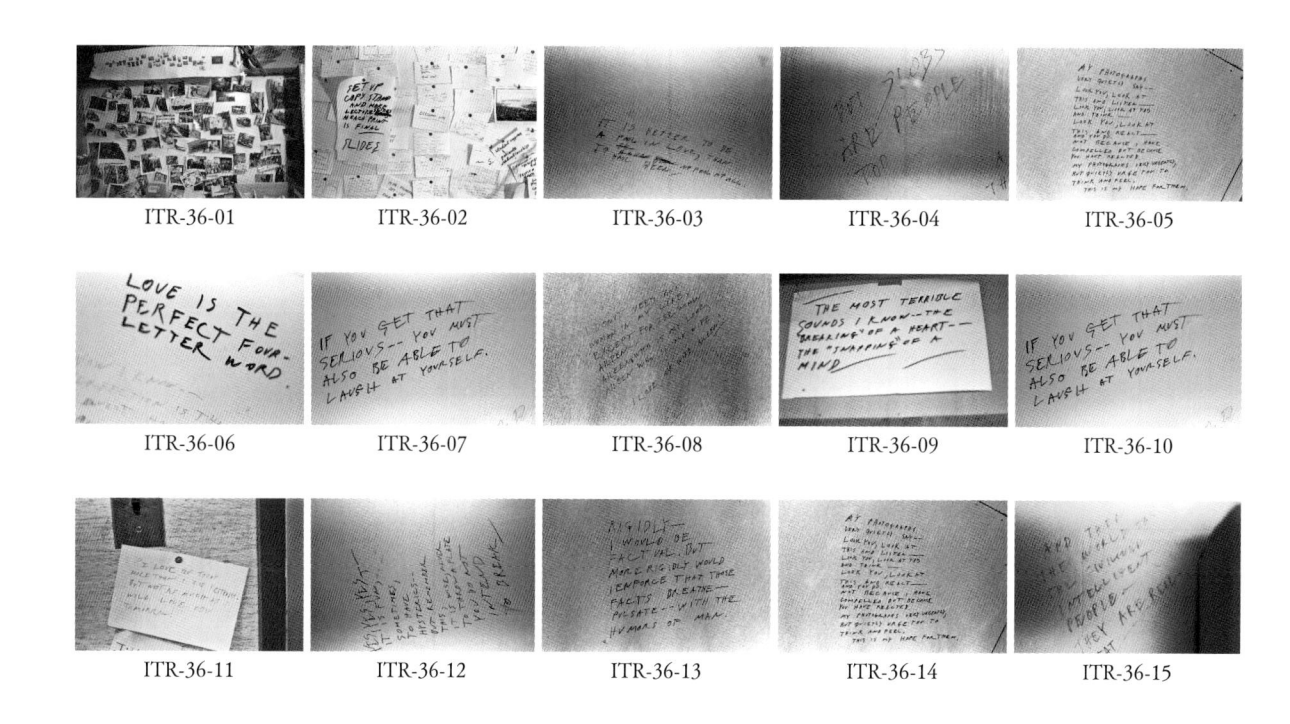

ITR-36-01	ITR-36-02	ITR-36-03	ITR-36-04	ITR-36-05
ITR-36-06	ITR-36-07	ITR-36-08	ITR-36-09	ITR-36-10
ITR-36-11	ITR-36-12	ITR-36-13	ITR-36-14	ITR-36-15

ITR-36-14
ユージン・スミスの落書き　1974年撮影
ユージンはいたる所に落書きをする人だった。
暗室のベニヤ板や仕事場の壁や柱に、
写真のこと、愛や怒り、人生について書き残した。
それらはユージンが水俣を離れても、
しばらく残されていたが、水俣の家や仕事場が取り壊されたときすべて失われた。

My photographs
very quietly say—
Look you, look at
this and listen——
Look you, look at this
and think——
Look you, look at
this and react——
And you do.
Not because I have
compelled but because
you have reacted.
My photographs very urgently,
but quietly urge you to
think and feel.
   This is my hope for them.

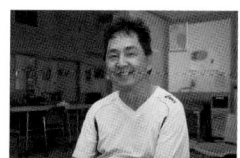

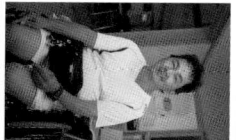

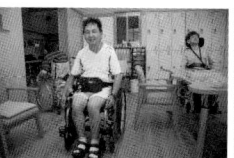

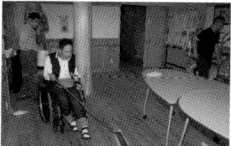

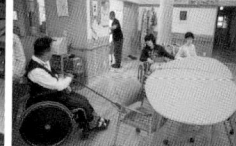

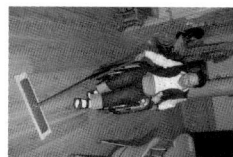

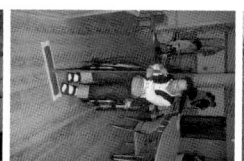

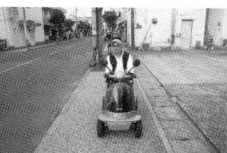

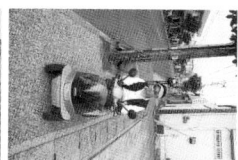

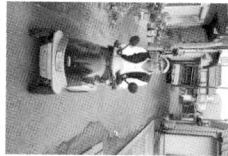

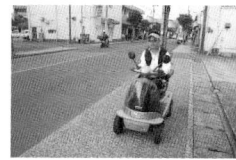

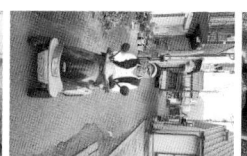

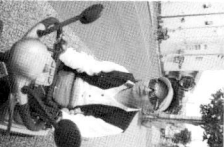

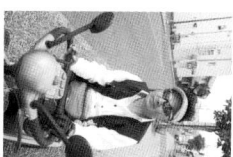

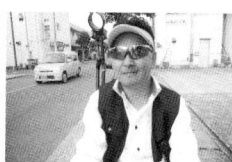

ITR-37-01	ITR-37-02	ITR-37-03	ITR-37-04	ITR-37-05
ITR-37-06	ITR-37-07	ITR-37-08	ITR-37-09	ITR-37-10
ITR-37-11	ITR-37-12	ITR-37-13	ITR-37-14	ITR-37-15

ITR-37-13
松永幸一郎　2011年撮影
子供のときから車が大好きで、レーサーか運転手になりたいと思っていた。
最近までマウンテンバイクに乗っていたが急に原因不明の股関節痛に襲われ、
今では歩くこともできないため移動は電動車椅子だ。
ひとりでアパート暮らしをしながら「ほっとはうす」に通う。
1959年、チッソは猫を使った実験で自社の工場廃液が水俣病の原因だと知った。
それでも、チッソも国も排水を止めようとはしなかった。
松永が生まれたのは実験から4年後の1963年。
あのとき排水を止めていれば自分は水俣病になっていなかったのでは、
という気持ちをぬぐい去ることは出来ない。
今は将棋が生きがいだ。前向きに生きていきたいと言う。

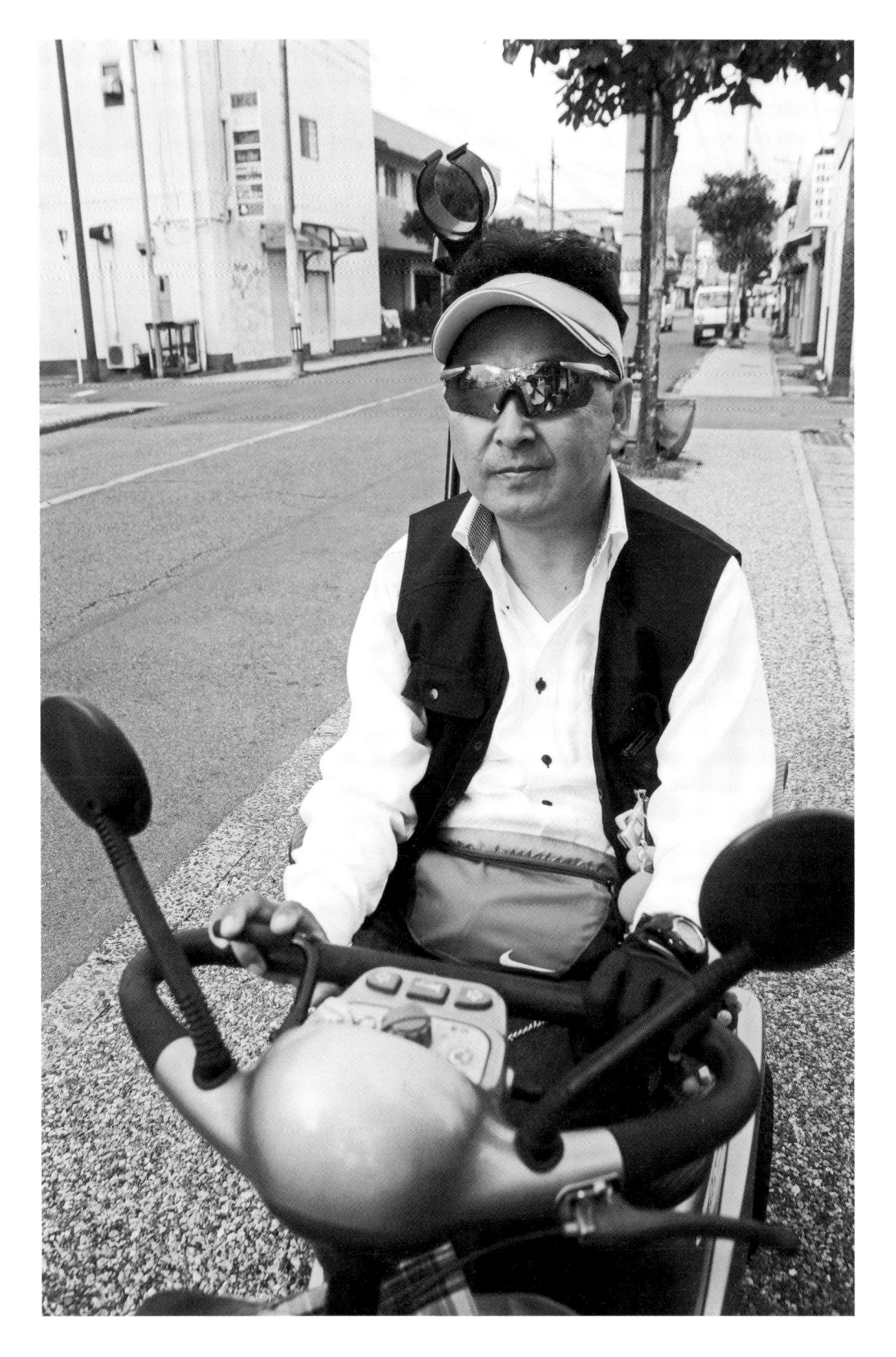

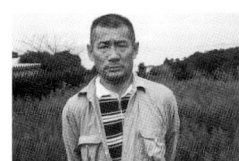

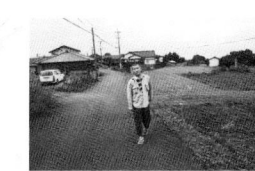

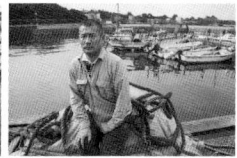

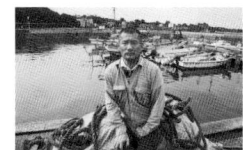

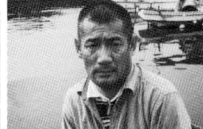

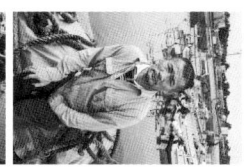

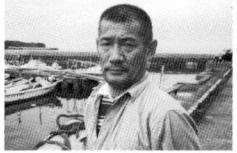

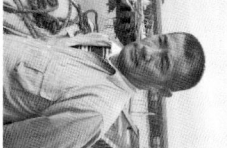

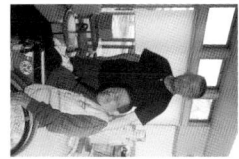

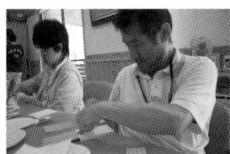

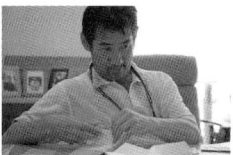

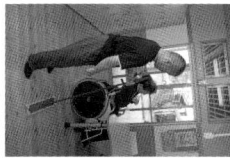

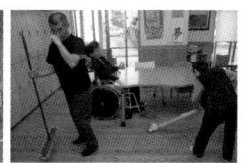

ITR-38-06
永本賢二　2011年撮影
1959年9月1日、水俣市梅戸生まれ。
梅戸にはチッソ専用の港湾施設があり、永本の父親はチッソに勤めていた。
地元の学校には家族がチッソに勤めている子供もおおぜい通っており、
永本が水俣病であることは公然の秘密とされた。
エンピツ1本買っても「よかね補償金もらって、私も水俣病になりたか」と
虐められたと、当時を振り返る。
水俣市はチッソで栄えた典型的な企業城下町である。
自分はどちらに付いたらいいのか分からなかったが、
父親が「俺の息子が水俣病になってどうしてくれる」とチッソに抗議してくれたのが誇らしく思えたという。
その父親も小学5年の時に死去。いま永本は水俣病資料館で「語り部」をしている。
→エッセー「水俣という日常」(158ページ)参照

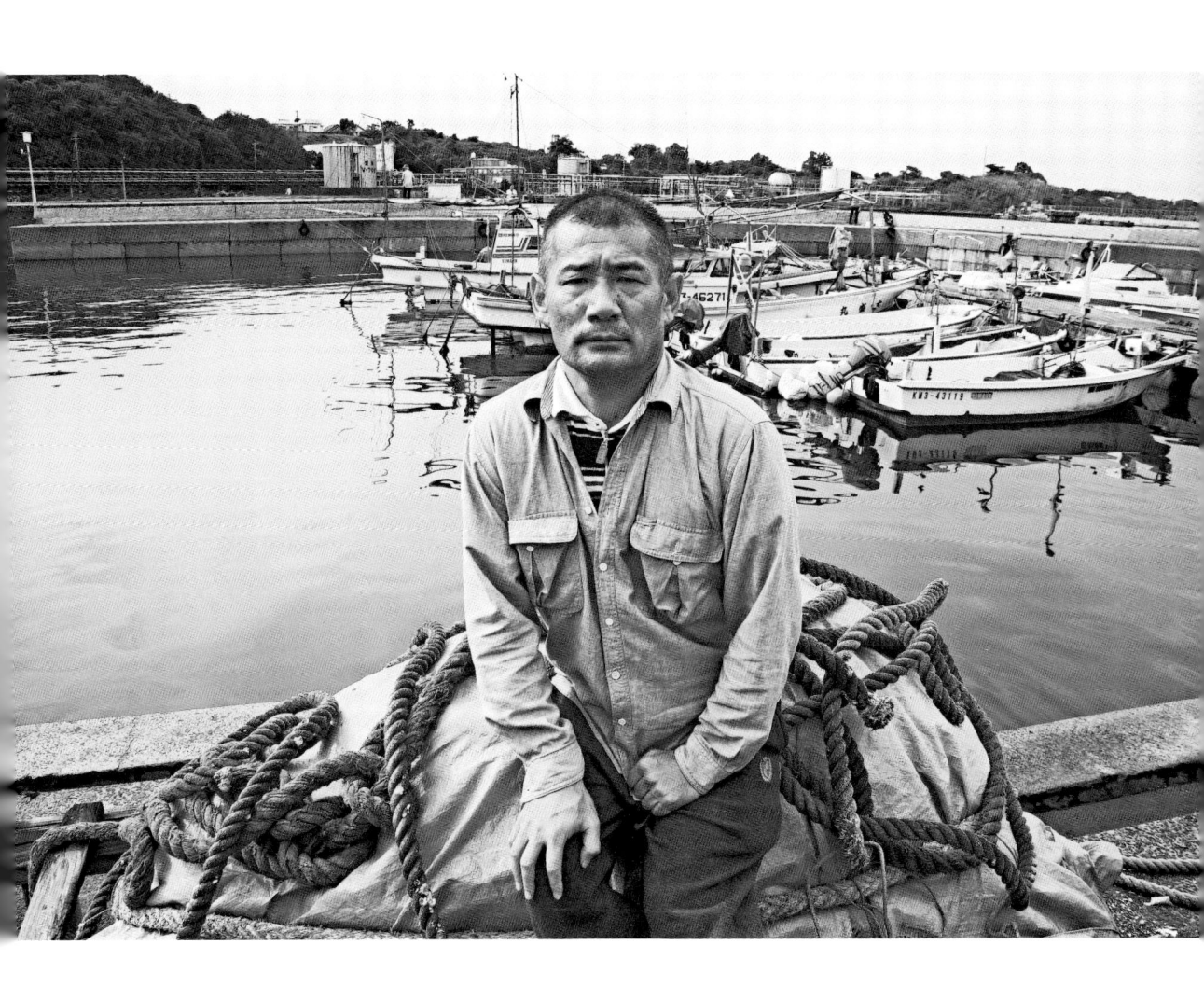

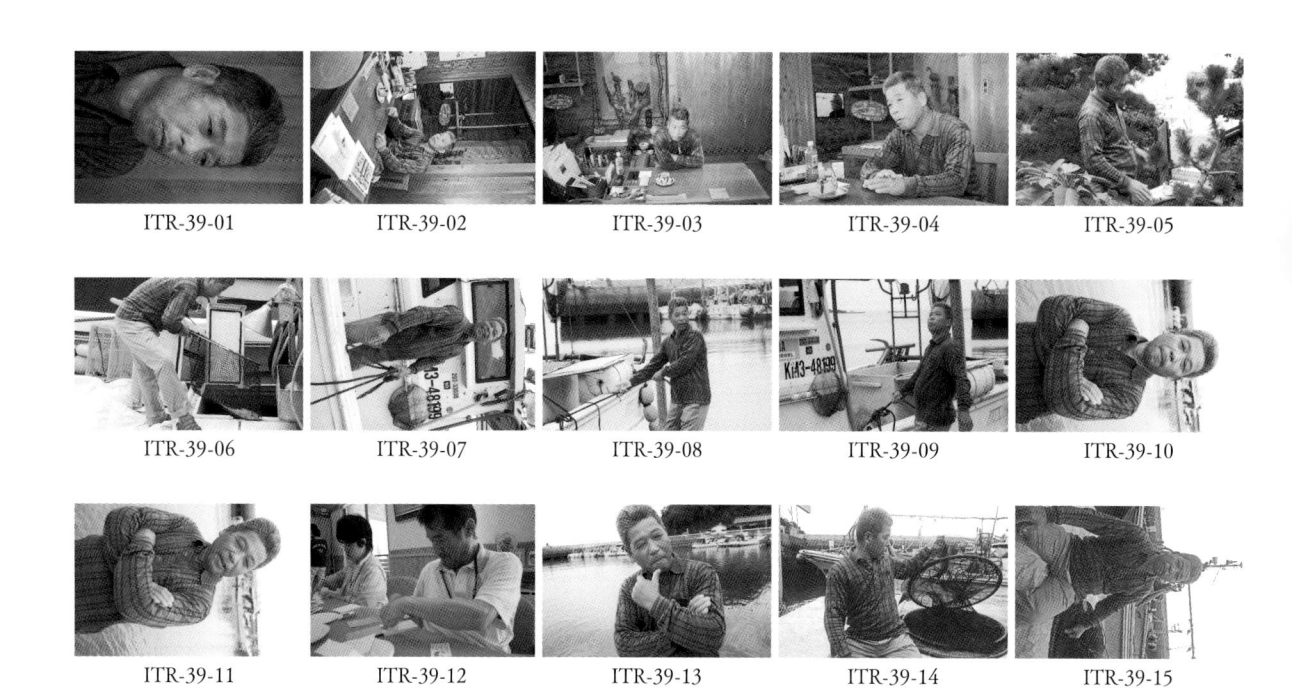

ITR-39-01	ITR-39-02	ITR-39-03	ITR-39-04	ITR-39-05
ITR-39-06	ITR-39-07	ITR-39-08	ITR-39-09	ITR-39-10
ITR-39-11	ITR-39-12	ITR-39-13	ITR-39-14	ITR-39-15

ITR-39-13
緒方正人　2011年撮影
1953年生まれ。
水俣市から半時間ほど北に行った芦北町女島に網元の子供として生まれる。
1959年、緒方が6歳のとき父親が急性劇症型水俣病を発病。
激しい痙攣を起こし、よだれを垂らしながら半年後に死亡した。
同年、自らも水俣病を発病し、「父の仇を討つ」と水俣病闘争に参加する。
1996年、半生を語った『常世の舟を漕ぎて──水俣病私史』(辻信一構成、世織書房)、
2001年には講演録『チッソは私であった』(葦書房)を出版。
いまも妻と不知火海に舟を出し、タチウオやアジを穫る生活を続けている。

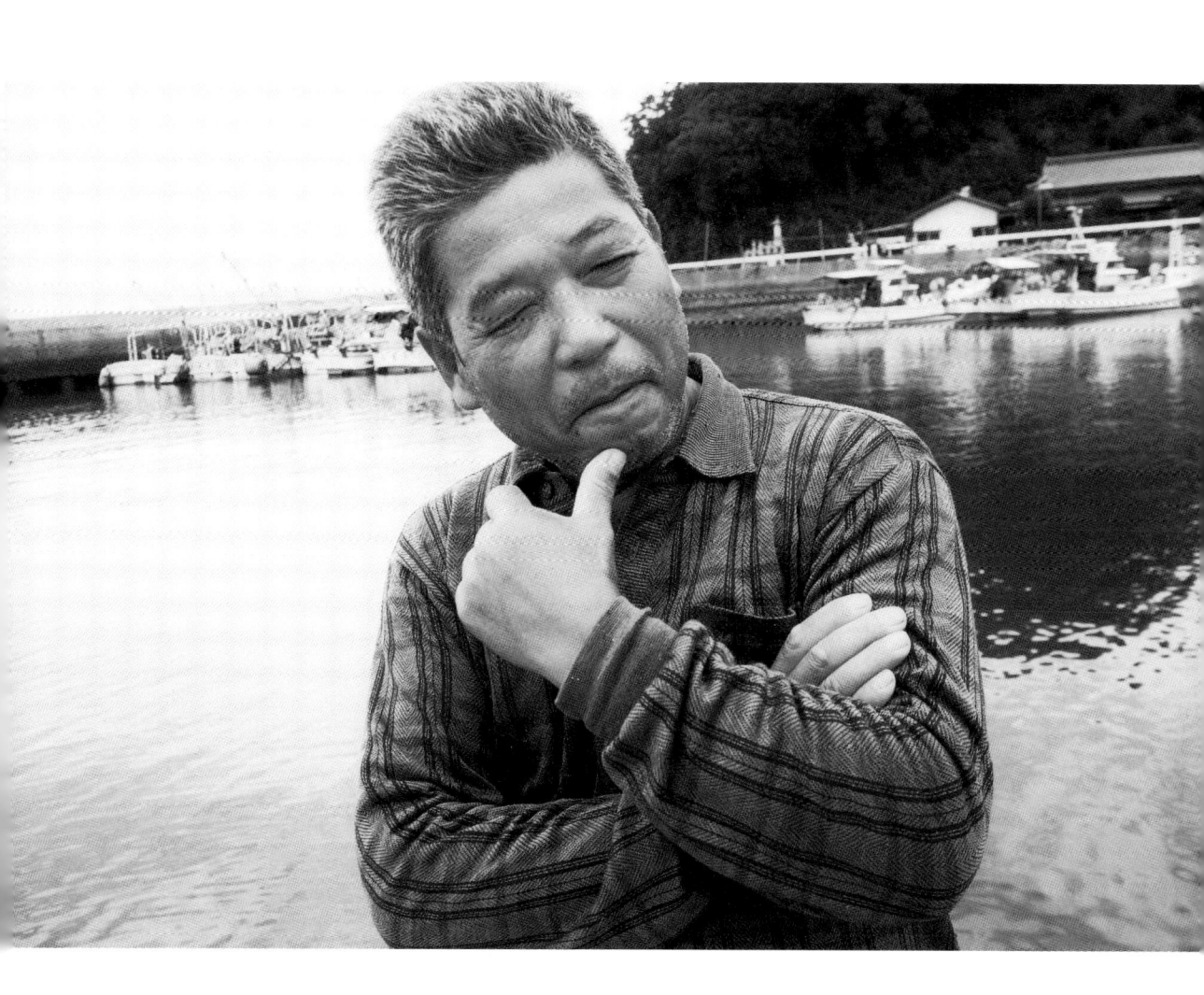

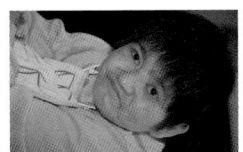

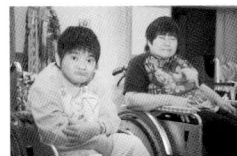

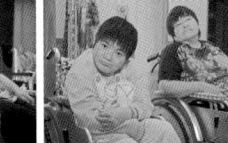

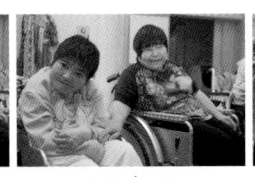

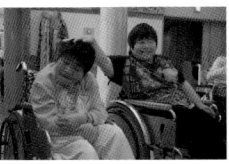

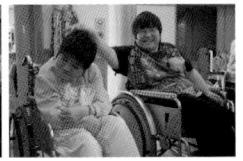

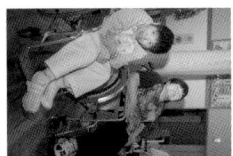

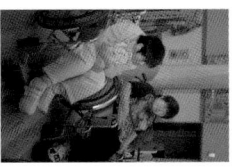

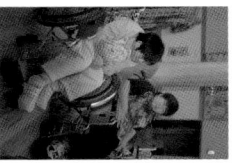

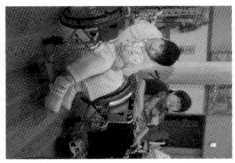

ITR-40-01	ITR-40-02	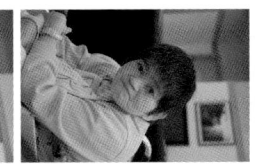 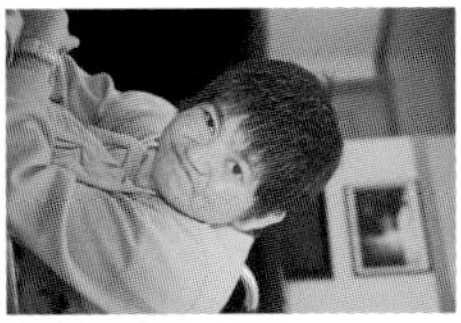 ITR-40-03	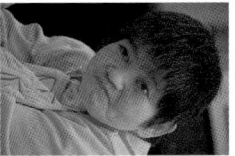 ITR-40-04	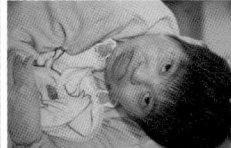 ITR-40-05
ITR-40-06	ITR-40-07	ITR-40-08	ITR-40-09	ITR-40-10
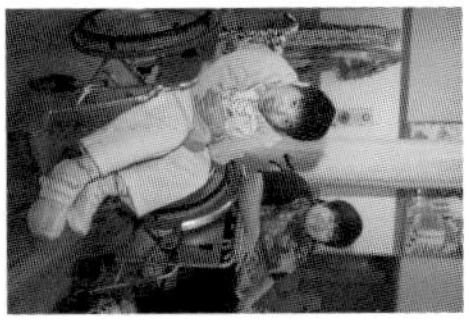 ITR-40-11	ITR-40-12	ITR-40-13	ITR-40-14	ITR-40-15

ITR-40-03
岩坂スエ子　2011年撮影
岩坂スエ子は患者多発地帯である湯堂で漁師をしていた
岩坂政喜の四女として1957年に生まれた。
1953年に生まれた三男聖次は、1956年12月、3歳足らずで死亡。
当時まだ原因不明だった水俣病は伝染病として扱われ、弔いは家族3人だけだったという。
1956年5月生まれの三女まりも、1962年9月に死亡。
いずれも胎児性水俣病だった。
愛嬌のある顔立ちのスエ子は、湯の児病院、その後できた明水園と、人生のほとんどを病院で過ごしている。

111

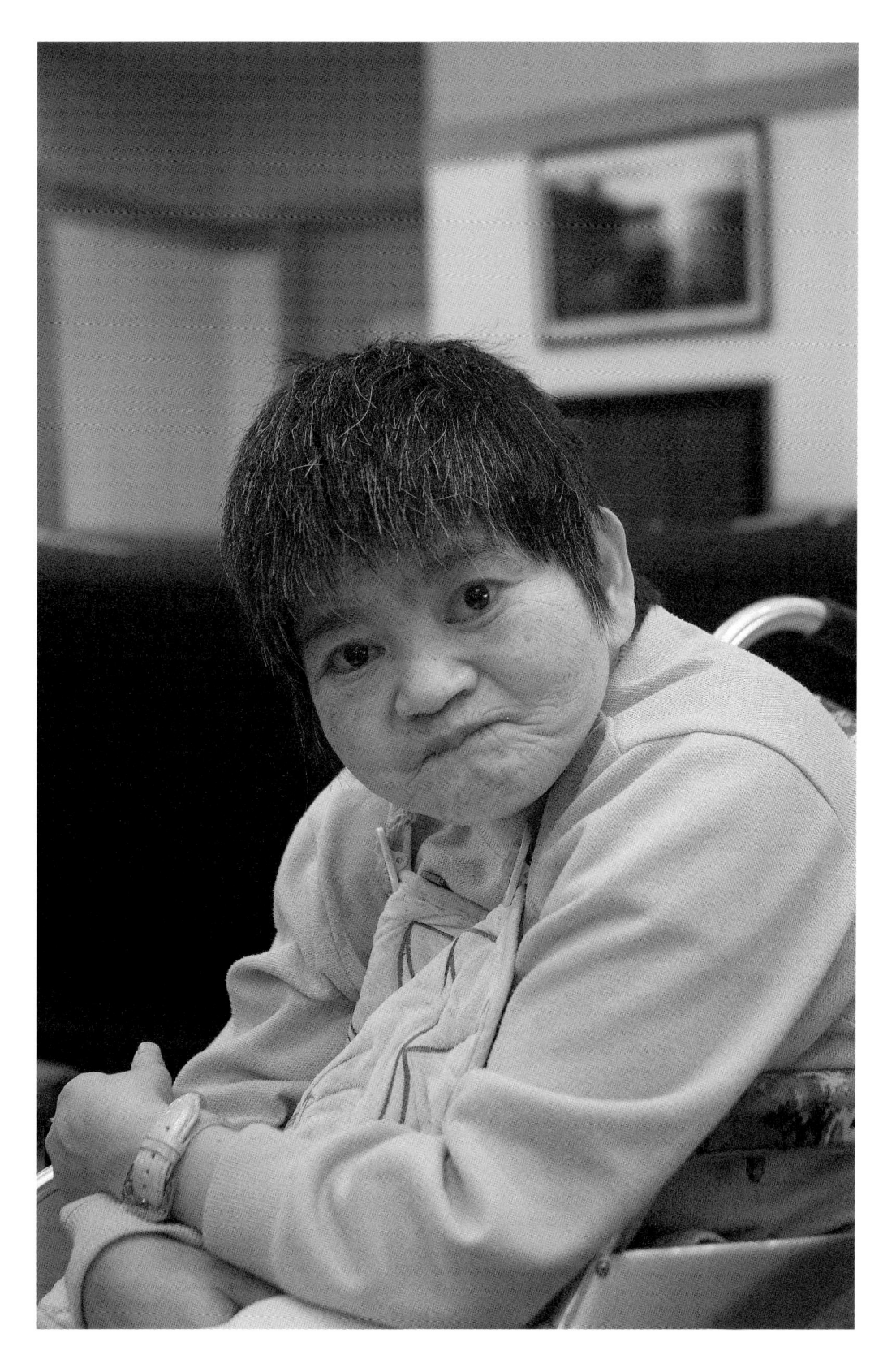

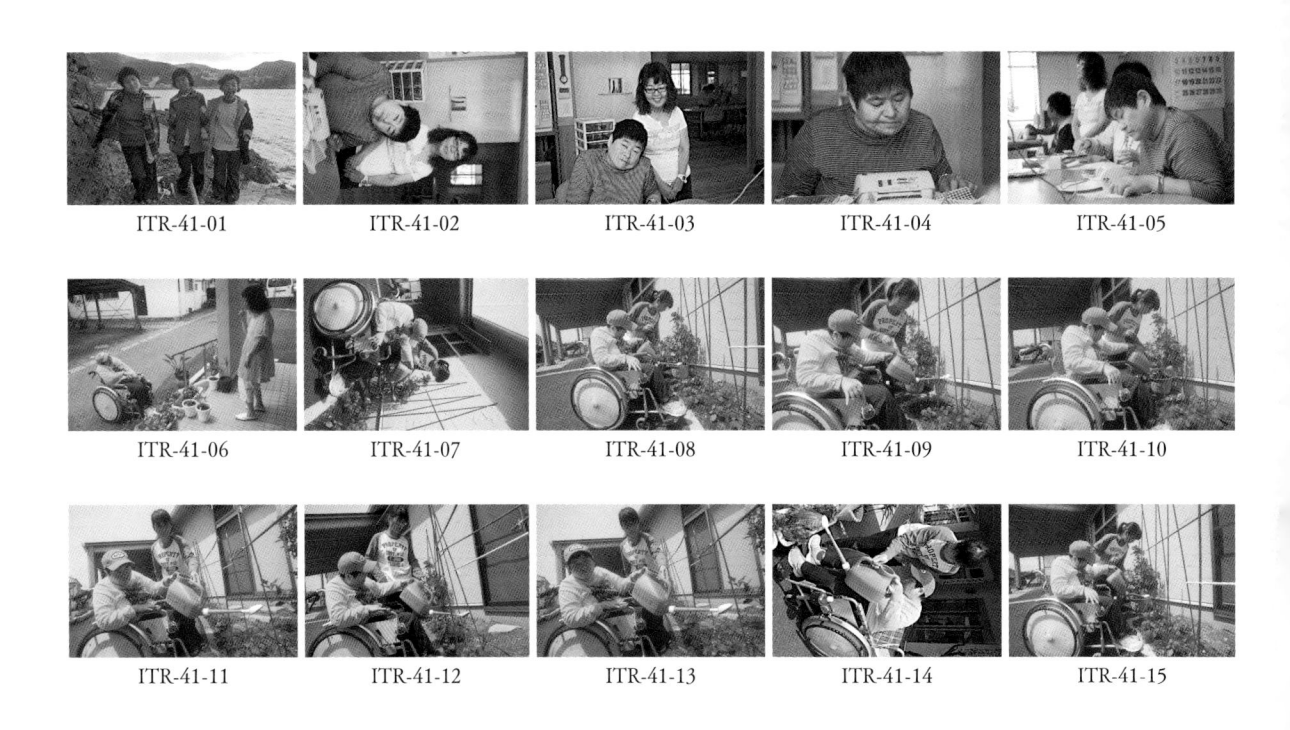

ITR-41-01	ITR-41-02	ITR-41-03	ITR-41-04	ITR-41-05
ITR-41-06	ITR-41-07	ITR-41-08	ITR-41-09	ITR-41-10
ITR-41-11	ITR-41-12	ITR-41-13	ITR-41-14	ITR-41-15

ITR-41-01
水俣の三人娘　1972年撮影
左から加賀田清子、坂本しのぶ、前田恵美子。3人は幼いときからの仲良しである。
写真は水俣市湯の児でピクニックをした際のカット。

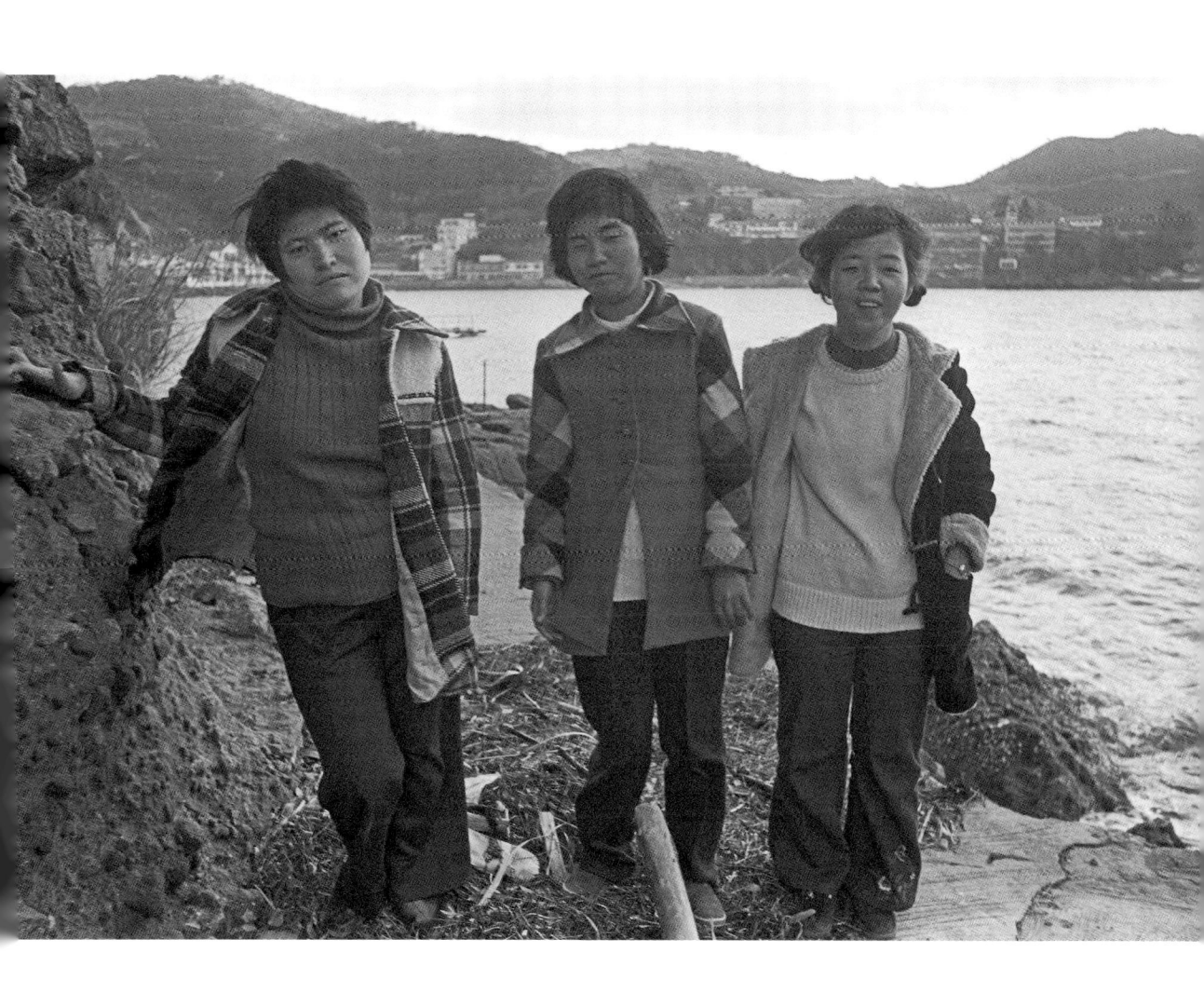

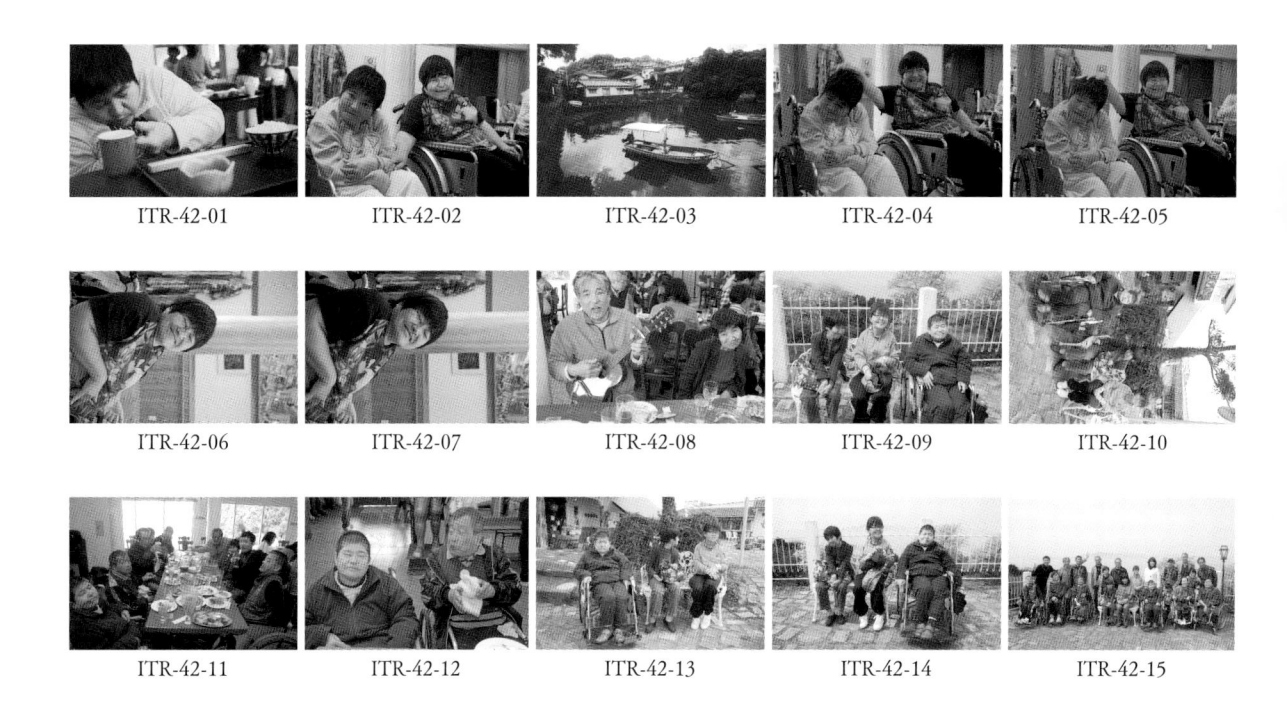

ITR-42-01	ITR-42-02	ITR-42-03	ITR-42-04	ITR-42-05
ITR-42-06	ITR-42-07	ITR-42-08	ITR-42-09	ITR-42-10
ITR-42-11	ITR-42-12	ITR-42-13	ITR-42-14	ITR-42-15

ITR-42-14
お花見に集まった坂本しのぶ、前田恵美子、加賀田清子　2012年4月撮影
患者や支援者が集まり水俣市湯の児でお花見をした折の3人。
前ページの写真から40年の歳月が経過した。
当時は歩けた清子も今では車椅子が手放せないし、しのぶと恵美子も足どりは不安定である。
30代後半から急速に足腰が弱くなる患者が増えるようだ。

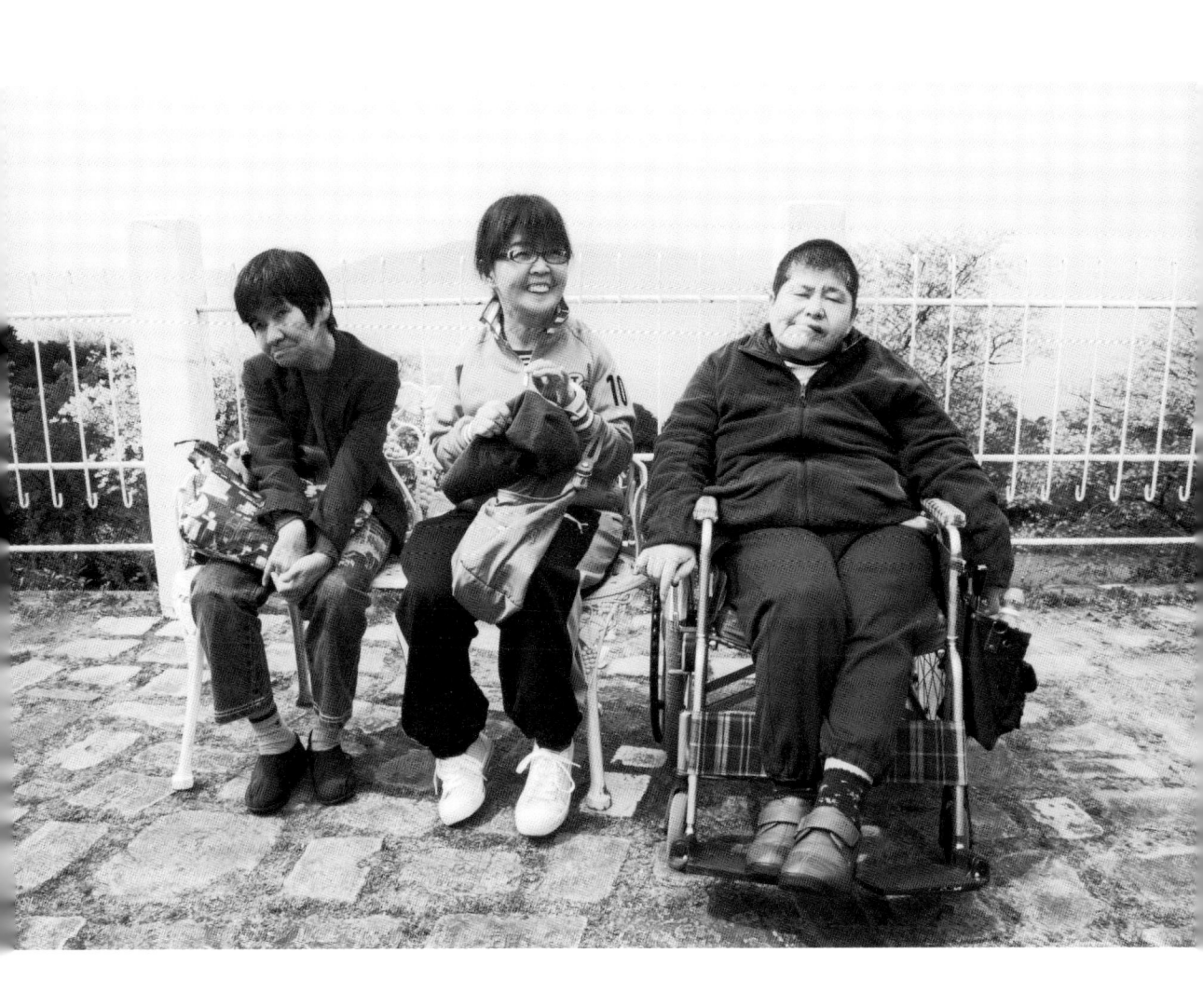

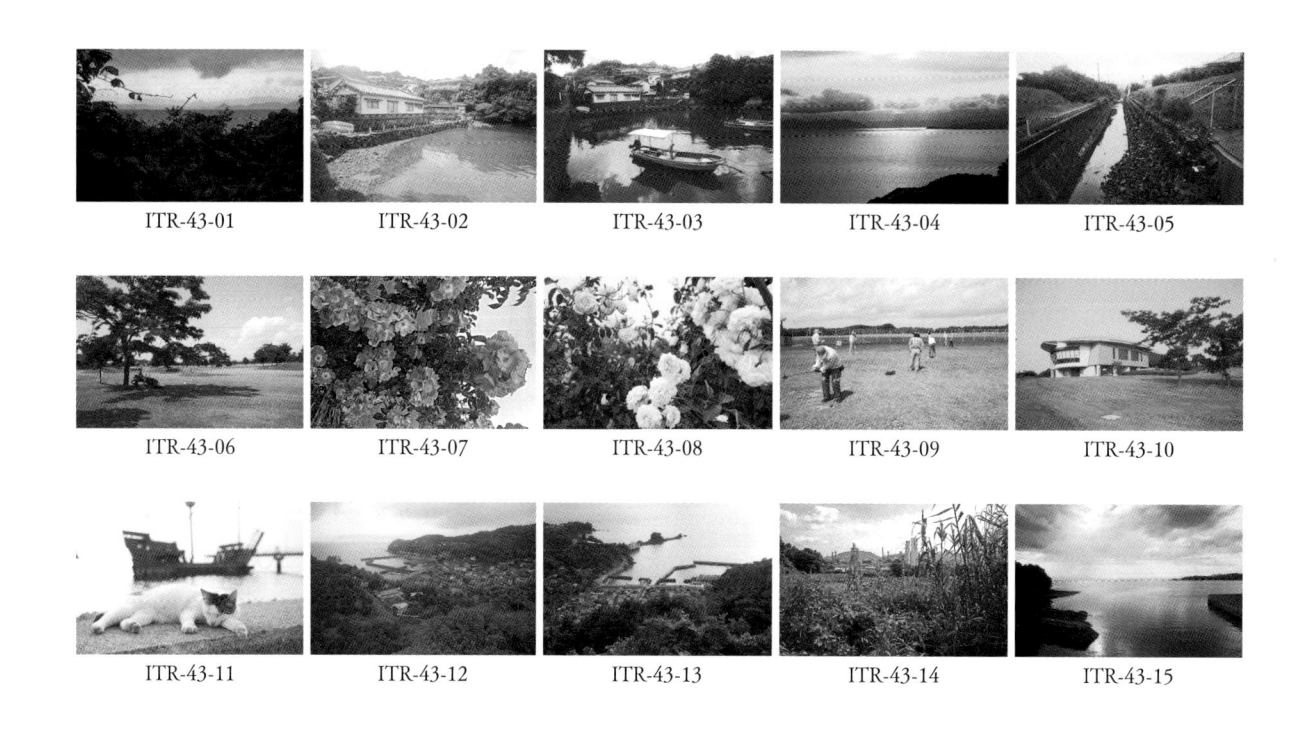

ITR-43-01	ITR-43-02	ITR-43-03	ITR-43-04	ITR-43-05
ITR-43-06	ITR-43-07	ITR-43-08	ITR-43-09	ITR-43-10
ITR-43-11	ITR-43-12	ITR-43-13	ITR-43-14	ITR-43-15

ITR-43-08　2010年撮影
水俣湾一帯は、海底の水銀ヘドロの拡散を防ぐため大半が埋め立てられた。
今はエコパークとして市民に開放されて、その一画はバラ園になっている。
5月の潤んだ空気の中、いたるところに深紅や黄色や淡桃色のバラが咲き誇り、
その間から遠くにチッソと書かれた煙突が見える。

ITR-43-09
エコパーク　2009年撮影
チッソが垂れ流したメチル水銀は400トンとも500トン以上とも言われている。
1977年、熊本県はこの水銀を含むヘドロを封じ込めるため、
百間港から水俣湾にかけて151万立方メートルという広大な海を埋め立てた。
ヘドロに含まれる水銀がこれ以上流れ出さないためだ。
敷地では市民がゲートボールを楽しんでいた。
12、13ページの写真とほぼ同じ位置から撮影したカットである。

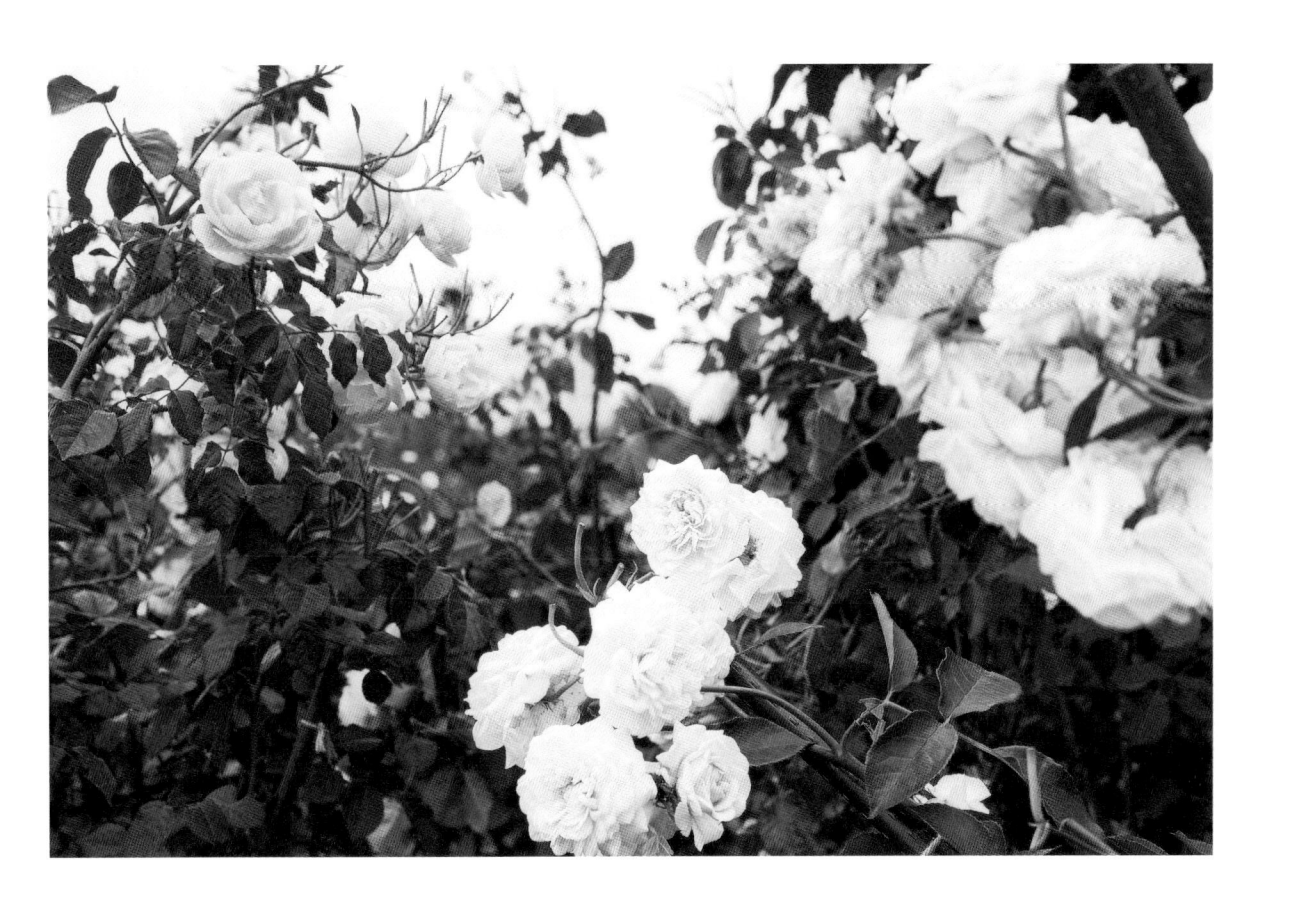

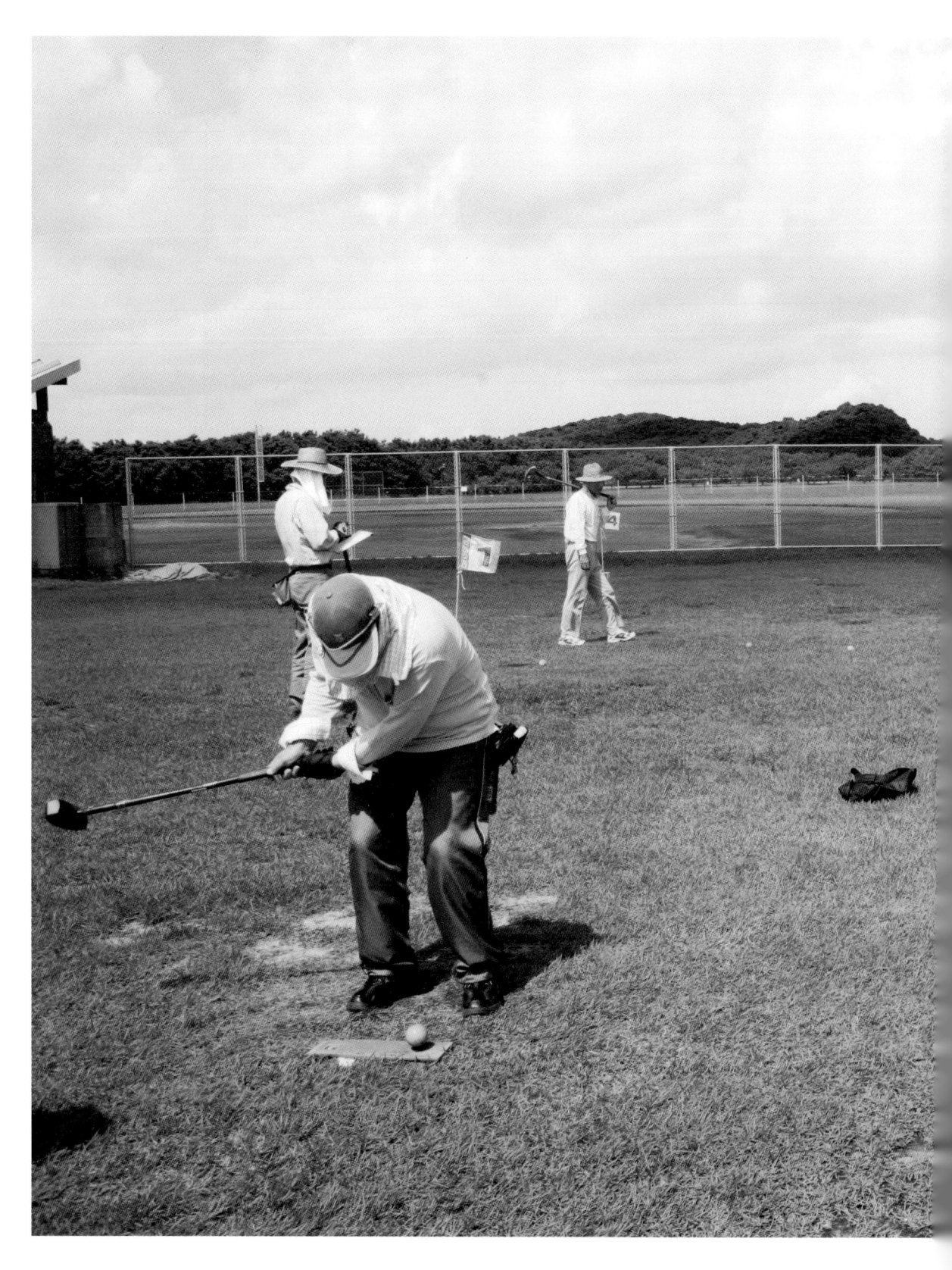

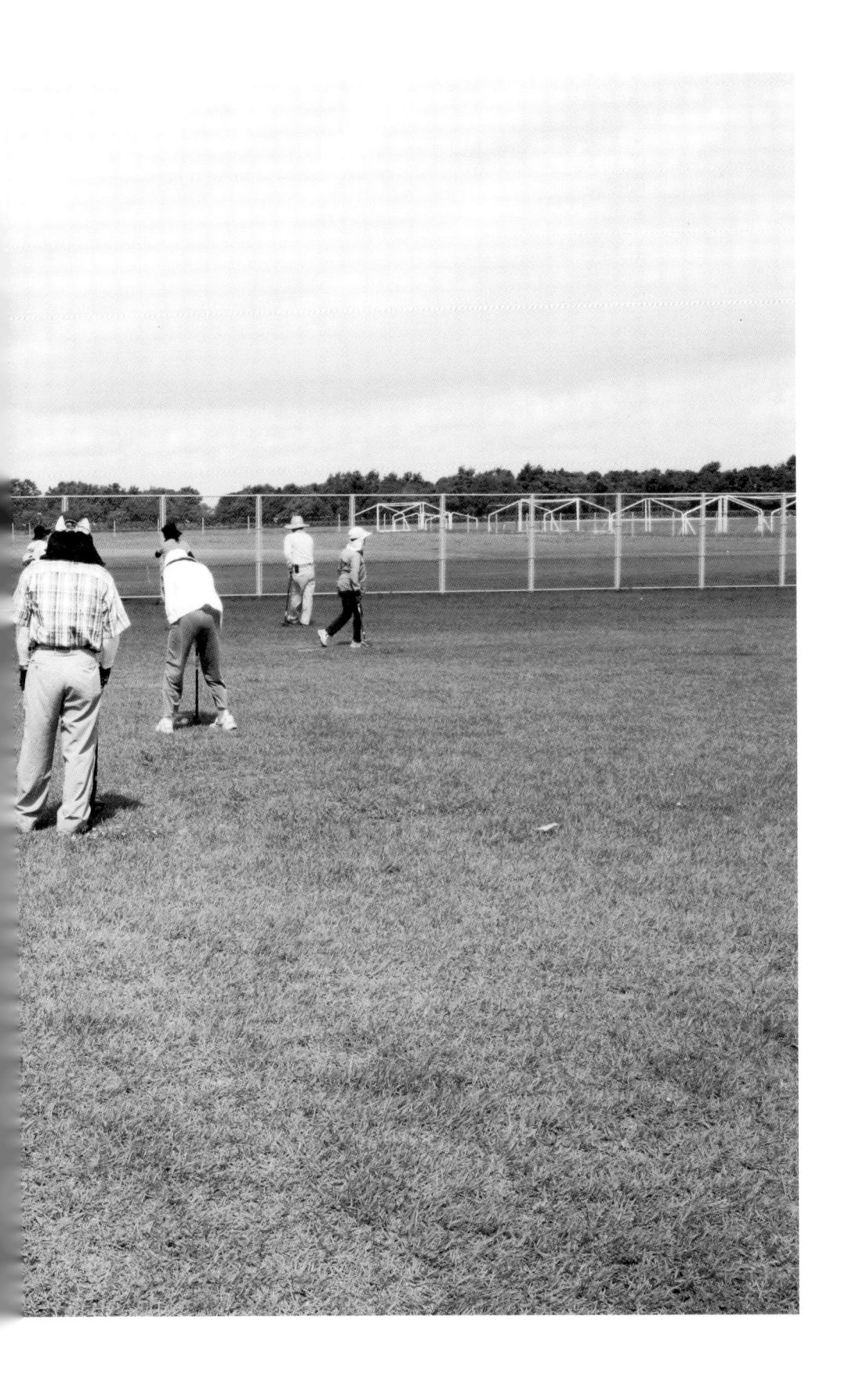

essey

私とユージンと水俣

❖「お手伝い」の始まり

　原宿の路上で偶然知り合い、そのまま自宅までついて行き、勢いで「何かお手伝いしましょうか」とまで言ってしまった私は、翌日から実際にユージンの「お手伝い」に行くことになった。当時、原宿セントラルアパートの１階にあったレオンというカフェは、写真仲間やスタイリスト、モデルたちの溜まり場となっており、そこは私にとって馴染みのあるビルだったのである。
　簡単な挨拶を済ませた後、現地でもらってきた「告発」や「死海」など水俣病に関する日本語のチラシや資料をアイリーンに読んで聴かせることになった。チラシの用語はいかにも抗議文という調子で、難解な漢字が続く。アイリーンは小学校５年生くらいまで日本で暮らしたというが、その後の長いアメリカ生活で漢字はほとんど理解できなくなっていた。私がチラシの文章を優しい会話調に直すと、それをアイリーンがユージンに翻訳する。
　他にも、段ボール箱に衣服やフィルム、現像液などの写真用品を詰め込み、契約してきたばかりの水俣の住所を書き込むとタクシーを使って渋谷駅の貨物扱いまで持っていったりした。
　それから、ユージンが先日の水俣行きで撮影したフィルムを現像だけでもしたいというので雑用を手伝った（もっともフィルム現像は本人かアイリーンがするので、私はただ見ているだけだったが……）。それでもナマでユージン・スミスのフィルム作業を見られると思うと、湧きあがる高揚感を抑えることはできなかった。しかも、目の前でフィルムの水洗に使われている洗面器は、先日、私とユージンが出会ったときに彼が抱えていたものである（ユージンは買い物帰りだったのだ）。

フィルム現像が一段落すると、次にユージンは「どうしてもコンタクトシートを作りたい」と言い出した。写真をやっていればその気持ちはよくわかる。しかし、東京の写真展に追われながら、その期間中に水俣に行ってきたばかりの彼の部屋にはまだ暗室はなかった。「石川の部屋には暗室があるか？」と言うので「暗室はないが夜中に窓を閉め切ってプリントしている」と答えると「ぜひ、コンタクトシートを作りたい」との返事である。

　私は自分の部屋に、あのユージン・スミスが撮影したフィルムを持ち帰り、夜になるとコンタクトシートを作った。6畳一間に3畳ほどの台所がついた自室で、まさかユージン・スミスのフィルムを預かり、コンタクトシートを作ることになるとは。意外な展開に、この先がどうなっていくのか想像もつかないままだった。コンタクトシートにはチッソの工場やボラ漁や水俣病患者たちの姿が写っていた。それが、私が最初に見たユージン・スミスの水俣の写真だった。

　諸々の準備や暗室作業などが10日ほど続いた後、いよいよユージンたちが水俣に出立する日がやってきた。東京駅まで見送りに行った私は、まだ九州を訪れたことさえなかった。寝台特急はやぶさで東京を午後4時45分に出発し、水俣までは約17時間かかると聞かされ、ずいぶん遠い話だと思った。「10日から2週間くらいで東京に帰ってくるから、そうしたらまた連絡する」「わかりました。お手伝いできることがあればご連絡ください」。そんな言葉を交わして私たちは別れた。

　当時、ユージンには東京だけでなく大阪や他の地方でも写真展の企画があり、水俣病の取材に専念できる状態ではなかった。水俣の取材が半分、東京での生活や大阪などの写真展のことが半分、といった状況だった。

❖東京での暗室作り

　ユージンたちを見送って10日くらいだっただろうか。本当にアイリーンから「東京に戻ってきたけど、また会えますか」と連絡をもらった。翌日、原宿セントラルアパートに顔を出すと、ユージンはこのままでは仕事にならないと決心したらしく、

「暗室を作るので手伝ってほしい」と言う。

　そうは言ってもセントラルアパートには暗室になりそうな部屋がなく、トイレとバスルームが一緒になった狭いユニットバスを暗室に改造することになった。洋式の便座の上に引き伸ばし機を置くテーブルを、バスタブの四方には柱を入れてスノコを敷き、現像液や定着液などのバットを並べるテーブルを作った。水洗はもちろんバスタブを使う。大変だったのは引き伸ばし機を載せるテーブルである。トイレを使うとき、ちゃんと便座に坐れるようにするため、引き伸ばし機を置いた横のスペースに、糸鋸でU字型に人間の胴体の大きさだけ切り込みを入れた。テーブルが反らないよう、とても厚い板を使ったため糸鋸での切断は容易でなかった。

　引き伸ばし機は水平器を使って慎重にセッティングされた。私は、たかが暗室にそこまでやるのかと半ば呆れながらも「いま私はユージン・スミスの暗室作りを目撃しているんだ。理屈では合ってる。これが伝説のユージン・スミスなんだ」と納得し、空恐ろしい気持ちで作業を眺めていた。

　引き伸ばし機は、ユージンが1961年に来日したときアシスタントを務めた森永純さんが用意してくれたライツ製のバロイで、レンズはズミクロン50ミリF3.5だった。この即席暗室ではプルーフプリントやコンタクトシートの四切（10×12インチ）や大四切（11×14インチ）を焼くのが精一杯だったが、とにかくコンタクトシートを見ることができ、最低限のプリントが作れるようになった。

　本人は逸る気持ちを抑えることができない様子で、早々に先日水俣で撮影してきたばかりのフィルムを現像してコンタクトシートを作りはじめた。ユージンはコンタクトシートを覗きこみ、選んだ写真に赤のダーマトグラフで印を付ける。それをキャビネサイズ（5×7インチ）のプルーフプリントにする作業も教わった。コンタクトシートに閉じ込められていたチッソの工場やボラ漁や水俣病患者たちが、次々と私の前に立ち現れた。いま私はユージン・スミスのナマの写真に触れているのだ、その作業に自分が関わっているのだ、そう思うと興奮はいよいよ抑えがたいものとなっていった。

「何かお手伝いしましょうか」という軽い言葉で始まった私の「お手伝い」も、暗室が出来ると連日のこととなり、住まいが歩いて帰れる距離にあったことも加わって、

作業が深夜に及ぶこともたびたびとなっていった。

❖ 初めての水俣行き

　そんな作業がどれくらい続いただろうか。ある日、ユージンが「石川も一緒に水俣に行かないか？」と聞いてきた。ユージンの撮影現場を実際に目の当たりにしたい、という興味はあったが、ジャーナリスト志望でもなければ、水俣病問題に特に関心があった訳でもない私は「うーん、水俣ですか、一度は行ってみたいですけどね」と気のない返事をしてしまった。九州に行ったことすらない私にとって水俣は遠い彼方の話で、自分が関わっているという現実感がまったくなかったのである。

　気の無い返事に、ユージンは言葉を改めた。「石川、一度は行ってみたいじゃなく、ちゃんとアシスタントとして一緒に水俣に行ってもらいたいんだ」。それまでお手伝いだとか、アシスタントだとか、はっきりした立場の話はしたことがなかったが、私が、水俣に行ったら生活ができないと答えると「東京での生活費はいくらぐらい必要なの、いま部屋代をいくら払っているの」、その部屋代くらいのお金は払いたい、という思いもかけない申し出だった。

　なお逡巡する私が「でも、東京の部屋代は払ってもらっても水俣での生活費は？」と切り返すと、ユージンはこともなげに「水俣ではいつも一緒にご飯を食べてればいい」というではないか。これで勝負ありだった。私の東京の部屋代が1ヶ月のギャラということで、なんとなくアシスタントとして雇用されることになってしまったのである。

　しかし、私はこの時点でもユージンのアシスタントになったという実感に乏しかった。愛媛に住む母親に電話でその顛末を語ると「そんなよくわからない外人さんの所で働いていないで、同じ写真の仕事でもどこか会社に勤めることはできないのか」と言われてしまった。母のような田舎の人間は、写真館や新聞社のカメラマンならいざ知らず、フリーランスのフォトグラファーなど、まともな仕事と思っていない節があった。

そんな中、私が水俣を訪れる日は、あまりにも突然やってきた。その日、再び水俣に行くというユージンとアイリーンを見送りに、前回と同じく私は東京駅へ向かった。寝台特急に荷物を積み込むと、出発のアナウンスが流れる。別れの挨拶をして列車を降りようとした私を、いきなりユージンが抱きしめ、「お前も一緒に水俣に行こう」と引き止めたのだ。「冗談でしょう」などとやり取りをしている間にドアは閉まり、列車はゆっくりと動き出していた。「お前も水俣に行くのだ」と、ユージンは嬉しそうに微笑んだ。空席があり、車内で切符を買うことが出来たのは、もっけの幸いだった。

　東京を出て約17時間、翌日の午後、やっと私たちは水俣駅に到着した。駅の正面にチッソ水俣工場の正門といくつもの建屋が見えていた。それはまさしく、ここがチッソの城下町であることを意識させる光景であった。あの水俣病の水俣に来たのだ、という強い実感が湧いてきたことを、私は今もまざまざと思い出す。

　駅前でタクシーを拾って南に20分ほど走ると、ユージンたちの借家に着いた。国道3号線が旧道と交差する出月という土地で、すぐ近くには国鉄の線路が通っている。ユージンたちが借りていたのは、家主である溝口忠明さんが同じ敷地に自宅を新築したために空き家となった元母屋だった。中は土間で台所もかまど、風呂は五右衛門風呂で仕切りも無いため台所から丸見えである。畳敷きなのは10畳ほどの一間だけ。部屋の奥には溝口家の仏壇が鎮座し、大家の三女であり、水俣病に倒れたトヨ子さんの遺影が飾られていた。

　私たちは荷物を降ろして部屋を片付けると、近くのドライブインで夕食をすませた。ところが夜も更け、いざ寝ようとすると、驚いたことに布団が一組だけしかないというではないか。これには参った。じつはこのときユージン夫妻は、披露宴をおこなったばかりの新婚で、水俣行きにはハネムーンの意味合いもあったのだ。「今夜はもうしょうがない、明日になったら石川の布団やお茶碗などを買いにいこう」と、ユージンはすましたものである。

　その夜だけはユージンを真ん中に、アイリーンが右、私が左と、1枚の布団で3人が川の字になって寝た。こうして水俣での家族のような不思議な生活は始まった。

◆水俣での暮らし

　水俣に到着した私たち3人は、翌日から精力的に動きだした。チッソの島田賢一社長が水俣に来ていたからである。患者互助会訴訟派の代表である渡辺栄蔵さんの家で開かれた集会や、島田社長が患者の家を訪ねるところを新聞社のカメラマンと一緒に撮影してまわった。そうした撮影ポイントの中に上村智子さんのお宅もあった。彼女は私が初めて会った水俣病患者である。

　慌ただしく集会や社長と患者たちとの交渉の撮影を終え、水俣に落ち着きが戻ると、ユージンたちはあらためて患者宅を1軒1軒訪問していった。坂本しのぶさん、田中実子さん、上村智子さんたちの家はユージンが暮らす出月から十分に歩ける距離である。彼女たちは、すでに3年近く前から水俣に住んで水俣病の取材をしていた写真家、塩田武史さんが、ユージンとアイリーンが最初に水俣を訪れたとき紹介してくれた患者だった。ユージンが借りた溝口家の旧宅も塩田さんが見つけてくれたものだ。

　ユージンは患者の家を訪れても、その場で撮影するとは限らなかった。カメラも取り出さず、話を聞かせてもらうだけということもあった。田中実子さんや上村智子さんの家で、彼女たちの手を握りしめたり、添い寝をして顔を見つめて微笑んだり、まるで話でもしているかのようにしながら撮影しないまま帰ることもあったのだ。

　水俣は車が無いと不便な町で、ユージンも水俣に住み始めて早々、軽四輪のスバルサンバーを買った。運転はユージンがしたりアイリーンがしたり私がしたり。サンバーに乗り込んでチッソ水俣工場正門や百間港の排水口をめぐり、チッソの裏山へ登って工場全景を撮影したりした。

　裏山からチッソ水俣工場を撮影した日はとても寒い日だった。車を降り、雑木や枯れ草が茂った山道を歩いて工場全体を見渡せるアングルを探した。寒風吹きすさぶ中、草むらを掻き分けて歩く堂々としたユージンの姿は、まさしく世界的に有名な写真家という威厳を醸し出していた。

ユージンには第2次世界大戦の従軍記者時代に沖縄で負傷した古傷があった。首の骨近くに砲弾の破片が残っており、神経に触るおそれがあるため完全には摘出できなかったという傷だった。この負傷時、口の中も怪我をしたユージンは、固いものがほとんど食べられなかった。家の近くの溝口商店で買ってきた食パンにピーナッツバターをつけ、あとは牛乳やタマゴを食べていた。近所のドライブインで食事をすませることもあった。

　特筆すべきは牛乳とウイスキーである。牛乳は毎日10本くらい、そしてサントリーレッドの640㎖ボトルを毎日1本は飲んでいた。野菜や肉類はほとんど取らず、牛乳とサントリーが自分のガソリンだと公言していた。だからといって酔っ払って赤い顔をしていた訳ではない。今にしてみれば痛み止めだったのかも知れない、と思う。とは言え、それで車の運転をすることもあったのだから、あまり褒められた話ではない。

　あるときユージンが6、7枚のレコードを抱えて買ってきたことがある。音楽好きと言おうか経済観念が無いと言うのか、アイリーンが一生懸命、家計をやりくりしているのに、あまり頓着しない。もしかしたら臨時収入があったのかも知れないが……。

　ニューヨークのロフトでも、ジャズピアニストのセロニアス・モンクや、ボブ・ディランといったミュージシャンの撮影や録音をしてきたというから、酒と音楽は常に人生の伴走者だったのだろう。酒はともかく水俣では音楽に相当飢えていたようだ。見せてもらうと、ジャズ、ブルース、ロック、クラッシックなどジャンルは多岐にわたっていた。買ってきたばかりのレコードを1枚1枚かけては私たちの前で踊ってみせるユージン。

　印象に残るのは、ビリー・ホリデイとジャニス・ジョプリンの『サマータイム』を比べるように聞かせてくれたことだ。ガーシュインがオペラのために作曲した『サマータイム』のオリジナルは、アメリカ南部の黒人たちの子守唄という設定だが、同じ曲でもスタンダードジャズのビリーとブルージーでハスキーなジャニスではまったく別ものである。

「同じ曲だけど、こんなに違うだろう。これがミュージックなんだよ」

そして「私のフォトストーリーはオーケストラのシンフォニーみたいなものさ。写真も音楽も同じだよ」と、ユージンは言った。

ジャニスの他の曲を聴くうち水俣病患者の田中実子さん（後述）を思い出したものか、ユージンは赤子を抱き寄せ、子守唄を歌う真似をし、涙を流した。以来、私はジャニスが好きになり、後に彼女の映画やビデオをくりかえし見ることになる。そのときはデタラメだと思っていたユージンの踊りが、スタジオセッションの際のジャニスの振り付けから来ていたことに気がついたのは、ずっと後のことだ。

❖暗室作業

もはや伝説的と言ってもいい、ユージン・スミスの暗室作業についても書いておかねばなるまい。1971年、来日当初は原宿セントラルアパートのバスルームを改造した狭い暗室だけが唯一の作業場だった。水俣出月の借家に暗室は無く、東京の狭い暗室ではコンタクトシートかせいぜい四切サイズ（10×12インチ）までのプリントしかできなかったことはすでに書いた。

「真実こそ我が友」の写真展が日本国内を巡回している間は、写真展のプロモーターである元村さんが東京のアパート代を支払ってくれた。しかし、写真展が終わったユージンとアイリーンにとって、セントラルアパートの部屋代を支払い続けることは重すぎる負担だった。運良くアイリーンの親戚が所有する板橋区大山のアパートを安く借りられることになり、原宿の部屋は解約することになったが、板橋のアパートは暗室を作るには狭すぎ、東京にいるときの居住スペースとして使うのがやっとだった。そこで思い切って生活や仕事の中心を東京から水俣に移し、暗室兼仕事場、そして私の住まいを兼ねた家を新たに借りることにしたのである。

1972年12月、それまで私たちが住んでいた出月の家から歩いて5分ほどの場所に新しい物件が見つかった。ところが10年以上空き家のままで、大家がもう壊そうと考えていたという家屋は、畳の床がぐらぐら、天井もないため風がある日は屋根から土埃や砂が落ちてくる。離れにあるトイレの床板はほとんど腐っていて、夜トイレに

行くときは懐中電灯持参で床を踏み抜かないように気を使わなくてはならない。庭に至っては密林状態だった。

　私たちはまず暗室の制作に取りかかった。玄関先の流しのある土間と、そこから続く3メートル×5メートルほどの一部屋を改造することにした。障子戸を外し、ベニヤ板で間仕切りをする。入口には毛布を2枚重ねて吊るし、カーテンをまくるようにして出入りする。床だけは床板からすべて取り替えた。床がぐらつくと引き伸ばし機が揺れるからだ。長辺の壁には引き伸ばし機を置く作業台を据え、奥に現像液などのバットを並べるテーブルを取り付けた。

　ここでユージンがこだわったのが、原宿のときと同じく引き伸ばし機を置くテーブルだった。厚い平らな板を水平に置き、支柱は側面の柱から斜めに取り付けた。支柱を床から持ってこなかったのは、床からの振動をテーブルに伝えないためだ。床が揺れるたびテーブルや引き伸し機が揺れては仕事にならない。赤色の暗室電球は引き伸ばし機のあるテーブルの上に1つと、現像液などのバットが並ぶ上に1つの計2個。フットスイッチにタイマーをセットし、片足で踏むと引き伸ばし機の露光ライトが点き、他の暗室電球は消えるようセットする。露光をかけているとき画面が見やすくなるという寸法である。

　ユージンのこだわりは他にもあった。暗室内を照らす電球である。定着液に電球が映り込まないよう確認しながら慎重に取りつけ位置を決めると、今度はスタジオで使うセコニックのライトメーターを取りだし、実際に定着液のバットを置く位置で光量を計り始めた。私は暗室で使う電球が何ワットだろうが気にしたことなどなかった。ところがユージンは自分で写真を見るときの明るさを、ライトメーターを使って決めているという。

　つまり、自分が写真を見る最も適切な明るさをライトメーターで125と決めたら暗室の明るさも125、仕事場も125、写真展の会場で写真を照らす明るさも125でなければいけない。ユージンが光量を計ったのは、プリントを定着液からあげ、電気をつけ、初めて調子を確認する位置である。人間の目は暗室にいるとき、自然と明るさの感覚を調節してしまう。つまりプリントの濃さを計る人間の明るさの基準があいまいになっている。だから、ライトメーターを使って判断していたのだ。

引き伸ばし機は東京で使っていたライツ製のバロイを持ってきた。
「それにしても日本製の引き伸ばし機はひどい。日本の引き伸ばし機は一度ズームして手が触れると、もうフォーカスが狂って使い物にならない。日本には世界的にも最高水準のカメラがあるのになぜ引き伸ばし機はひどいものしか無いのか不思議だ」と散々である。また「オメガはシャープすぎて粒子がはっきり出過ぎ。それにネガキャリアが気に入らない、焼き込みなどで長時間露光するとフィルムが熱でカーリングするからだ」とも。まったくその通りだと反論のしようもない。

　私見だが、日本ではカメラに強いこだわりを持つ人は多いが、プリントや写真そのものに徹底してこだわるユーザーは限られているように思える。「引き伸ばし機に限らず、写真を見せるためのポートフォリオケースも日本製にはロクなものがない」とユージンは言っていた。

　確かに、実際写真をやっている人たちと話していると、カメラの話になることは多いのだが、お互いプリントを見せ合うような経験はあまりない。これは写真文化の違いなのだろうか……。

❖フィルムと印画紙

　撮影に使うフィルムはコダック社のトライXであった。感度は400だが320に設定して使用した。基本的に現像はユージンかアイリーンの仕事だった。現像液はやはりコダックのD76を、原液2に対し水1の割合にして使った。原液のままで現像するより少し柔らかい調子に仕上がったネガが好きだったのだろう。

　ステンレスのリールタンクを使い、現像時間はだいたい11分、この「だいたい」の微妙さは、自分で撮影して自分でフィルム現像したことのある人間にはわかるはずである。撮影したときの天気、攪拌(かくはん)の度合い、現像液の疲労度など、撮影した当人にしかわからない加減があるからだ。

　現像されたフィルムは後日、四切（10×12インチ）のコンタクトシートにされ、それをユージンがルーペで見ながら赤い色鉛筆で印をつけていく。1枚のコンタクトシー

ト（36枚撮り）からは2、3カットしか選ばれないこともあれば、10カットくらいになることもある。この粗選びされたカットを、プルーフプリントと呼ばれるキャビネサイズ（5×7インチ）にプリントする。

　プルーフプリントといえども1カットにつき、良い焼きのものを3枚は作る。1枚は壁にかけて眺める用、もう1枚はトリミングやレイアウトのために加工する用、もう1枚は保存用だという。丁寧に焼き込んだり、覆い焼きしたりもするので、最低でも4、5枚、大抵は5〜7枚くらいプリントすることになる。こうしたサイズでプリントを経て、印刷用や展示用、あるいはギャラリー等のコレクション用プリントへと作業が進むのである。

　印画紙は、日本に来てからいろいろテストした結果、三菱月光のNR（半光沢バライタ）を使用した。号数はほとんどが2号、たまに3号を使用した。「光沢紙は（写真を見るとき）周りのライトがキラキラ写真に写り込むのが嫌いだし、無光沢だと人間の肌の艶が出ないし黒も締まらないから」という。

　用紙のサイズはコンタクトシートが四切、そこから粗選びしたプルーフプリントがキャビネサイズと決まっていた。このときネガキャリアを少し削り、プルーフプリントに細い黒枠が出るようにする。「ノートリミング」という証である。

　暗室を兼ねた仕事場は、借りて数ヶ月後もしないうちに部屋中の壁が何百枚ものプルーフプリントで埋め尽くされてしまった。ある日、私は「似たような写真が何枚もピンでとめられているのはどうしてか」と、ユージンに訊いてみた。ユージンは「（少なくとも）何ヶ月かは見て、どれがいいかを決める。何百枚もの写真を毎日毎日、いつも視ながら吟味して選ぶ」というのだった。

「写真集にするには、何年も見られることに耐えねばならない。撮った直後にいい写真と思っても、時間が経つと必ずしもそうでなかったりする。そのためプルーフプリントにして何ヶ月も目につくところに飾り、写真をセレクトしたり、左右のページの対になる写真を決めたり、ストーリーとなるレイアウトを考えたりするのだ。そしてまた、このプロジェクトの中で、何の写真が足りていて、何の写真が撮り足りていないのかを絶えず確認しているのだ」

　しかし、あるとき水俣病患者の、よく似たような写真が4、5枚あり、ユージン

はその中から1枚選ぶのに決めかねていた。近くにいた私に「おまえならどれがいい?」と聞くので、「私ならこれだよね」と指差すと「わかった、これがいい」とあっさり決めてしまった。私は内心「天下のユージン・スミスが、アシスタントに意見を聞かないでくれ」と思ったが、その一方、あまり見過ぎたり考え過ぎると逆にわからなくなることもあるのだろうか、それとも他人の第一印象が大切ということなのだろうか、としばし考えさせられた。

次にこれらのプルーフプリントから選ばれた写真から雑誌や写真集用の印刷原稿に使うプリントをつくる。印刷原稿用のプリントサイズは四切（10×12インチ）から大四切（11×14インチ）である。写真展などの展示用は、アメリカでは16×20インチが多かったようだが、日本では手に入らないため半切（14×17インチ）か全紙（20×24インチ）である。

「写真は大きければいいというものではない、大きすぎる写真は粒子が出て作品の良さが失われる。写真にはそれぞれ適した大きさがある」とユージンは言うのだった。

◆仕上げまで

ほとんど伝説となっているユージンのプリント作業、一説には1カットの写真を2日も3日もプリントしたとか、100枚ものペーパーを使ったとか、言われている。しかし、私が水俣で体験した限りでは、展示や印刷原稿に使う14×17インチや16×20インチのプリントの場合、1枚のネガで2、3枚の合格のプリントを得るのにだいたい10～15枚くらいのペーパーを使用していたように記憶している。逆光や調子の難しいネガからでも、せいぜい20枚くらいのうちには何とか合格点をもらった。ここで言う「合格」とは、展示や印刷原稿としての使用に耐える、あるいはギャラリーやコレクターへ販売できるだけの品質があるという、ユージンが私に出したお墨付きを意味している。

お墨付きが出たプリントは、その場でユージンが赤血塩（フェリシアン化カリウム）を使って最終的な仕上げに入るときもあれば、簡単に定着水洗しておき、後日ゆっくり

ブリーチ（漂白）する場合もある。このブリーチ作業は定着液の段階で行なう。1枚のプリントに10分から20分くらい時間がかかるため、個別に作ったソフトハイポの中で作業することになる。

　ブリーチとは黒くなりすぎた部分を明るくしたり、歯や目の白いところをより白くしたり、唇などにツヤを出したりして、写真にメリハリをつける作業である。細かい所はスポッティグ用の筆や絵の具のブラシ、綿棒などを使う。空や海など面積の広い所では脱脂綿などを使うが、それらが無ければ生理用品でもなんでも、手に入るものはすべて使った。

　こうしてやっとの思いで完成したプリントを乾かすのだが、大きなネットをハンモックのように張り、反り返らないよう注意しながら自然乾燥させた。しかし、夏は部屋の中にコガネムシや蛾などいろいろな虫が飛んできて、死骸が落ちてきたり糞をしたりする。冬の風がある日には屋根から砂埃がプリントの上に降ってきて、さすがのユージンもこれにはたまらず、元大工である大家の溝口さんに頼んで天井を修繕してもらったものである。

　ユージン・スミスはプリントにこだわる、と書いた。彼に言わせるとネガの状態では、まだ自分のイメージの50パーセントでしかないという。ありとあらゆるプリントのテクニックを使い、これを100パーセントにするのである。プリントにこだわるのは自分のイメージに近づけようとするからだ。イメージが無いのにテクニックのためのテクニックを使ってみても意味が無い。また、プリントだけを見てプリントを巧いと言われても彼は納得しないだろう。

　最終的な発表媒体が雑誌であれ、写真集であれ、また写真展であれ、ページ数やレイアウトはもちろん、テキスト、キャプション、紙や印刷など、ユージンはすべてにこだわったと言っていい。言葉を変えれば、それは「自分の信念のため」なのだ。「プリントはそのいくつもの過程のひとつに過ぎない」のだから……。「ライフ」に『MINAMATA』を発表したとき、タイトルなどを変えられ怒っていた。「カメラ35」に『MINAMATA』を発表したとき、印刷のレベルの低さにひどく失望していた。まさしく「オリジナルプリントだけを認めてもらっても意味が無い」のである。

　人はユージン・スミスのことを「完全主義者」という。しかしユージン自身は、

「自分の写真は失敗だった」という。逆説的な物言いかもしれないが、「完全主義者と言われる人ほど自分自身を完全主義者だとは思っていない」と、私はユージンのそばにいて思った。

❖ ユージンの「恋人」——田中実子さんのこと

　ある日、ユージンが「水俣に恋人ができた」と言い出した。田中実子さんのことを「恋人」と公言して憚らないほど、ユージン・スミスにとって彼女は特別な存在だった。

　私が初めて田中家を訪れたのは1971年の秋も深まった頃、ユージンのアシスタントとしてだった。ユージンが居をかまえる出月から歩いて15分ほどの月の浦坪谷に田中実子さんの家はあった。

　家の隣はすぐ海という田中家は、入ってすぐの居間にコタツがあり、そこに父親の義光さんと母親のアサヲさん、そして十代後半の実子さんがいた。実子さんは手が痒いのか、いつも指を擦り合わせており、ふっくらした唇からはわずかにヨダレが垂れていた。虚ろな目でこちらを見て微笑んだかと思えば、突然何かに怯えたような表情になったりする。そんな少女の虚ろな眼差しがユージンを虜にした。

　田中家を訪ねては実子さんの手をにぎり、微笑み、「ジツコチャーン、ジツコチャーン」と話しかけ、「たちまちに変わる心のうつろい」を取り憑かれたように撮影した。プリントを見ては泣き、ジツコチャーンと叫んでは涙を流した。

　私が寝起きしていた暗室を兼ねた仕事場の壁には、数百枚というキャビネサイズのプリントがピンでとめられていた。実子さんのプリントも数多くピンで貼付けられていて、あるとき私はそのプリントの1枚を指し、「この実子ちゃん、可愛いらしく撮れていていい写真だよね」と言ったことがある。

　するとユージンは「この写真が良いなんて簡単に言うな」と厳しい口調で言い返してきた。そして「確かに両親に差しあげるのならこの写真がいいかもしれない、しかし、写真集に使うのならどの写真も気に入らない」という。「沢山素晴らしい写真が

あるじゃないですか」。なおも私が言いつのると「ジツコチャンは病なんだよ。年頃の娘なんだよ。好きな人に好きとも言えない乙女なんだよ」と、ユージンは感情を高ぶらせた。

「私の写真にはその移ろいやすい乙女心の闇や奥底が写っていない」

絞り出すように言葉を継いだユージンは見る間に涙眼になってくる。次第に拳を握りしめ床を蹴りながら「ジツコチャン、ジツコチャン、私の写真にはあなたの乙女心や魂の叫びが写っていない。何枚も何枚も撮影したのにジツコチャンの深い心の奥の声を描くことができていない」と、ついには大粒の涙を流して泣くのである。号泣するのである。巨匠と呼ばれるユージン・スミスが、私の前で赤子のように大泣きするのである。

そんなとき私は後悔と諦めの入り混じった気持ちを抑え、「ああ、またユージン・スミスを泣かせて仕事を中断させてしまった」と、自分の仕事に戻るしか無かった。ユージンは写真集『MINAMATA』のなかで「私にはあなたを撮った写真はみんな失敗なのがわかる」と書いている。それほど実子さんは特別な存在だったのである。

ユージンが何度も何度も撮影に行くので、アシスタントの私も自然と田中家とは親しくなった。自分の時間が取れると、私は散歩がてら漁港や漁村を撮影して歩いたが、近所ということもあって田中家に立ち寄ることも多かった。実子さんはいつものようにコタツにいるか、ときには車椅子にすわって窓から海辺を眺めていた。

アサヲさんに勧められるまま、私もコタツに入れてもらいお茶や漬け物をごちそうになった。目の前の実子さんは虚ろな目で私を一瞥したかと思うと「ウォー」とか「アーアー」と叫んで頭を上下に振ったりする。私が戸惑った顔をすると、アサヲさんが「実子は石川さんが来ると機嫌がいいんですよ」という。

ユージンを虜にした実子さんだが、自分と歳の近い私のことも気になるのかもしれなかった。病とはいえ魅力的な少女で、もしも水俣病でなければと考えてしまう。アサヲさんが「これからも時々遊びにきんしゃらんね、実子も機嫌が良かと」と言ってくれるのが面はゆく、しかしとても嬉しかった。

ユージンたちは1974年秋に水俣を離れ帰国する。ユージンは4年後の1978年10月15日にアリゾナで脳溢血のため亡くなった。そして田中実子さんのご両親も1989年

に相次いで亡くなられた。その後、実子さんの世話は長らく実姉夫妻に託されたが、近年は夫妻の体調も万全ではないと聞く。

　実子さんは介護士やヘルパーの世話になりながら、現在も実姉夫妻の家で暮らしている。介護のかたの話によると、3日起きては3日眠る生活だという。また一晩中、膝立ちで部屋の中をぐるぐる歩きまわる夜もあるとのこと。2012年、実子さんは59歳になる。彼女を愛したユージン・スミスが亡くなったのも59歳である。天国のユージンは今の実子さんの様子を知っているのだろうか、どう思っているのだろうか、そしてやっぱり涙を流して泣いているのだろうか……。

❖上村智子さんのこと

　1971年9月7日、初めて水俣に足を踏み入れたその日から、ユージンは何度も上村家に足を運んだ。ユージンは初日からカメラを向けるのではなく、いつもニコニコと微笑み、智子さんの手に触れたりしながら、智子さんが家族から宝子のように大切にされていること、食事に2時間くらいかかることなどを聞き、この一家の日常を観察していた。

　初めての訪問から3ヶ月が経過した12月になって、ユージンは智子さんが母親に抱かれ入浴する姿を撮影したいと申し出た。当然、上村家は入浴の様子を撮らせることに当初ためらいを示した。しかしユージン・スミスのジャーナリストとしての信念を信じて承諾したという。

　撮影が行われたのは暮れも近づく12月中旬である。被写体が少女で、しかも現場が風呂ということで私は撮影に立ち会っていない。現場にはユージンとアイリーンだけが入った。撮影が終わり風呂場から出てきたユージンの顔は、風呂の蒸気でのぼせたか、手応えのある写真が撮れたという満足感で気分が高揚していたのか、汗だくになっていた。

　翌日、一刻も早く写真を見たいユージンは早々にフィルムを現像した。この写真「入浴する智子と母」は雑誌「ライフ」の1972年6月号に掲載され、1975年5月、

ユージンたちの写真集『MINAMATA』が刊行されると大きな反響を呼んだ。
　母親が胎児性水俣病である娘を両腕に抱いて入浴させる写真は限りない慈愛にあふれ、十字架から下ろされたキリストを聖母マリアが抱く「ピエタ」になぞらえる人もあった。だが、日本人の私には、ピエタというより苦海の毒で苦しむ人々を救済するために現れた菩薩のように思われた。それは水俣を象徴すると同時に、ユージン・スミスの人生においても代表作の1枚となっていった。その後、家族の深い愛情に包まれた智子さんは1977年12月5日に亡くなる。行年21歳だった。
　近年、上村家から当時の話を聞く機会があった。ユージンから撮影を打診されたとき、「お風呂に入っているところですか、と少々驚いたが撮影の意図を理解して承諾したんです」という。そして「当日は2、3分ですぐ終わると思っていたら、お湯にもう少し浸かってとか、もう1回とかで30分くらい撮影するんですよ」「今までいろんな写真家が智子を撮影していきましたが、私が智子を抱いていたら抱いている写真、智子が食事をしていたら食事をしている写真など、その場で数カット撮影するだけだからすぐ終わると思っていたんです」「ユージンさんの撮影はなかなか終わらないから、お風呂が残り火でお湯は熱くなるし、智子はぐったりしてくるし内心イライラしてきました」と、そのときの心情を聞かせてくれた。
　また「入浴する智子と母」が有名になるにつれ、いろいろな噂が上村家に聞こえてくるようになったという。「お風呂で裸になって撮らしたんだから、だいぶお金を貰ったんだろうね」とか、「この写真は使用されるたびにいくら貰えるんかね」などの中傷は後を絶たなかった。智子さんの両親はユージンと志を同じくし、「世界中から公害を無くそう」と、風呂場というプライベートな空間での撮影を許したのだ。それを「お金のために撮らした」ように言われるのは、なにより堪え難い苦痛だったことだろう。
　水俣にやってきた海外のジャーナリストは、必ず「水俣のピエタ」上村智子さんを訪ねてくる。水俣に何かあれば、真夜中だろうと早朝だろうとお構いなしに新聞社が「あのお風呂の写真を使わせてもらいます」と電話してくる。
　亡くなってなお、裸の娘の写真が世の中に露出し続けていることに両親は長らく苦慮し続けていた。智子さんが亡くなってから歳月が経っていたこともあろう。1998

年、両親は著作権者であるアイリーンに「亡き智子をゆっくり休ませてやりたい」と申し出て、アイリーンも「この写真は今後一般に公開しない」と上村夫妻に誓約したのだった。ジャーナリズムに人一倍の信念と誇りを持っていたユージンのことを思えば、アイリーンにとっても苦渋の選択だったことだろう。

じつは1997年にフランスのテレビ局CAPAの「20世紀の100枚の写真」という企画で「入浴する智子と母」が選ばれ、どうしてもこの写真を使いたいとの申し入れがあったのだが、このときすでに気が進まず断っていたという。上村夫妻は、テレビがどういうものか嫌と言うほど知ってしまっていた。「いつもテレビの照明を浴び、カメラのフラッシュを浴びながら智子は我慢して耐えてきたのです」「もう死んでまで我慢させたくない」。それは両親の偽らざる心境であろう。

封印された「入浴する智子と母」は、偉大な作品であったが故に、その後、著作者と肖像権などの問題をめぐる大きな議論を呼んだ。我々ジャーナリズムに携わる者には、けして忘れることのできない存在となっている。ユージン・スミスが生きていたら、どのように対応したのだろうか……。

❖諫山孝子さんのこと

諫山（いさやま）孝子さんが住む津奈木町赤崎は水俣市の北隣で、私たちが住んでいる月の浦からは車で40分くらいかかる。国道3号線を八代に向かって北上し、左に曲がっていくつかの入り江と丘を越えると不知火海と赤崎集落が見えてくる。ユージン・スミスもここに住みたいと言ったくらいで、鏡のような不知火海と入り組んだ入り江がいかにも日本の漁村という風情を醸し出している。峠から見た不知火海は太陽の光を海面に反射して黄金色に輝き、この海が水銀という猛毒に侵されていることをふと忘れそうになるほど美しかった。

私はユージンたちの撮影に付き合い、何回も赤崎を訪れた。そしてユージンと同じく、私もこの集落が気に入っていた。ただ、私がここを気に入っていたのには、もうひとつ大きな理由があった。諫山孝子さんという胎児性水俣病の患者がいたのであ

る。ユージンの撮影をアシストしながら、私もいつかこの孝子さんを、アシスタントとしてではなくひとりの写真家として撮影したいと考えていた。

　孝子さんは、漁を生業とする諫山茂、レイ子夫妻の間に生まれた。幼い孝子さんの身体に異変が現れたとき、両親は小児麻痺だと思ったという。赤崎地区はチッソ水俣工場から遠く、目の前の美しい海が水銀に汚染されているとは、なかなか実感できなかったからだ。水俣病が発生すると一帯で水揚げされた魚は売れなくなり、漁業に見切りをつけた茂さんは、親族を頼って左官業に転じていた。

　1972年10月中旬、私は休みをもらうとスバルサンバーを借りて、孝子さんの住む赤崎に向かった。急な峠を降りていくと、赤崎集落の漁港からそのまま家の前に舟が横付けできる水路の途中に諫山家はあった。玄関先に漁具が干された家並みが続く、どこにでもある日本の漁村である。

　家の中からはテレビの音声とともに嬌声が聞こえてくる。甲高い孝子さんの声だった。両親に挨拶して撮影をお願いすると、快く許していただいた。兄妹たちとテレビアニメを見ていた孝子さんは、「ばあちゃーん、ばあちゃーん」としきりに祖母のモリさんを呼び、自分の好きなアニメ番組にチャンネルを回せと甘える。

　昼になるとレイ子さんがご飯を食べさせる。スプーンで一口ずつ食べられるのだが半分近くこぼれてしまうので、時間と手間がかかる。

　午後、定期訪問の看護士たちがやってきて孝子さんの健康状態をチェックする。脈拍や血圧や体温などを計った後、注射をうつことになった。注射器を見た孝子さんは「うわあー」と声を上げる。看護士たちがふたりがかりで孝子さんを押さえつけ、右手に注射針を刺す。孝子さんは「ばあちゃーん、ばあちゃーん」と泣き叫ぶ。痩せ細った腕には痛ましいほど太い注射器である。

　注射の後、モリさんが孝子さんの掌を包み込むように抱きしめ慰めると、やっと流れ出る涙が止まった。いとおしい孫を見つめるそのまなざしは菩薩のように優しく、情け深い。

　午後4時頃、海が見える所まで散歩に行くことになった。散歩といっても母親に抱かれ、港の防波堤へ出るだけなのだが、孝子さんにとっては楽しみな日課である。母親に担がれるように抱かれ、水路にそった路地を少し歩くと赤崎漁港はすぐだった。

孝子さんは身体を思いきり振り回すようにして海からの風と強い陽射しを全身で受け止めようとする。無垢な微笑を浮かべた少女の小枝のような腕は、輝く光の中を飛びまわる妖精の羽かと見紛うばかりで、カメラを構える私は白日夢の中にいるようだった。

✧ ジャーナリストは裁判官に似ている

　水俣で過ごした時間の中で、私はユージンから多くの写真論、ジャーナリズム論を聞く機会に恵まれた。あるときは夕食の席で、またあるときは深夜の暗室での作業中に、居間でレコードを聴きながらくつろいでいようと関係ない。突然「写真とは」「ジャーナリストとは」という話題になるのである。私が質問するからではない。多くの場合、日常の会話やユージンのライフ時代の仕事の話の流れからそうなるのである。そのため食事や暗室作業が中断することもしばしばあった。今となっては録音・録画していなかったことが悔やまれるが、アシスタントをしていた当時の私はメモすらとっていなかった。

　その中に、今でも忘れられない言葉がある。「ジャーナリストは裁判官である」というものだ。「アサヒカメラ」の1972年10月号に発表した記事の中でも書いているので、その一節を採り上げる。

　「ジャーナリストは客観的でなければならない、とはイヤというほど耳にした言葉である。しかし、責任あるジャーナリストは、責任ある裁判官同様に客観性の神話から脱却せねばならない。客観性は不可能であるという基本的心理を悟らなければならない。したがって残された手段は潔癖さといわれるものの諸属性、すなわち誠実さ、責任感、理解力、公平さ、そういったものを根気よく使っていくことである」

　「ジャーナリストは裁判官である、あるいは裁判官に似ている」とユージンは言う。裁判官は法律に基づき判決を下すが、ジャーナリストに六法全書のようなものは無い。ジャーナリストは自分自身の正義感や信念や責任感などに拠って物事を検証し、判断を下し、解説したりメッセージを出さなければならない。その上でユージンは、

ジャーナリストは中立とか客観性といった言葉に惑わされるなと言うのである。いちばん大事なのは自分自身の判断(主観)だと、だからジャーナリストは裁判官に似ているのだという。何とも重い言葉である。
　何回目かの冬の真夜中、私とユージンは暖房の無い暗室にいた。水俣病が発生したとき、伝染病と書きたてた新聞もあれば、チッソの排水の水銀が疑われたころ、くさった魚原因説や第2次世界大戦時代の毒薬説を採り上げて有機水銀説を曖昧にし、原因の特定を遅らせ、結果的にその間、チッソが水銀を使い続けることに手を貸した新聞やテレビもある。チッソが合意を強要して患者たちに見舞金を支払い、排水口に水銀を濾過する汚水処理装置サイクレーター(後にサイクレーターには水銀を濾過する能力はまったくなかったことが判明する)を付けたころ、チッソは盛んに水俣病の終熄を宣言した。そしてメディアも、あたかも水俣病問題は過去のものとなったかのようなメッセージを流した⋯⋯。そんな話題になった。
　そのとき私は、ユージンに「私はジャーナリストになりたいとも思わないし、ジャーナリズムをすべて信じている訳でもない」と生意気な口をきいた。ジャーナリストたることに人一倍の信念とプライドを持っている彼に、アシスタントが「ジャーナリズムなんて信じていない」などと言うのは、「お前のやっていることは信じていない」と言うにも等しかっただろう。
　プライドを傷つけられたユージンは顔を真っ赤にして、それでも私はジャーナリズムを信じていると断じ、そしていかにジャーナリズムが大切かを延々と力説しだした。アシスタントが雇い主に異論を唱えて大事な仕事が中断しているのだが、仕事が中断していることで怒っているのではない。それは今から思えば、出来の悪い息子に自分の仕事がいかに大切か力説している父親みたいだった。他にも、クビになっても仕方が無いようなことを、私は何度もやっている。本当に出来の悪い息子、バッドボーイだったと思う。

◆五井事件

　ユージンたちの水俣プロジェクトにかかわった中で、40年以上経った今も後悔していることがふたつある。ひとつは先述した、上村智子さんが母親と入浴するカットの撮影に立ち会っていないこと。そして、もうひとつが1972年1月7日、後に五井事件と呼ばれることになる騒ぎの現場に居合わせなかったことである。

　その日の朝、私はいつものように原宿セントラルアパートの671号室にユージンたちを訪ねた。数日前に水俣から帰ってきた私たちは、連日、東京丸の内のチッソ本社へ撮影に出かけていた。上京した自主交渉派の患者たちが補償交渉を求めて座り込みを開始していた。本社の入るビル前の歩道にはテントが張られ、日本各地から集まった支援者たちやマスコミも押し寄せ、あたりは物々しい雰囲気となっていた。

　出勤（？）してきた私を、ユージンは「今日は千葉のチッソ五井工場に患者さんたちが抗議に行くけど石川も一緒に行くか？」と誘った。私は、またいつものように患者たちが会社に抗議に押しかける展開か、と思い「今日は1人で暗室作業をやっていますよ」と、2人を送り出したのである。連日の撮影で暗室作業の仕事もたまっていた。まさか、ユージンを失明寸前に追い込み、命を縮めることになる事件が起こるとは想像だにしなかった。

　事件までのあらすじを簡単にたどっておこう。水俣から上京した患者たちは連日、東京丸の内の東京ビルヂング3、4階にあるチッソ本社に直接交渉を求めて押しかけていた。それに対しチッソは本社の入り口である階段の3階踊り場に大きな鉄格子のバリケードを築き、患者との直接交渉を拒否し続けていた。このとき本社の警備を担当し、患者や支援者への暴行を繰り返していた人たちの大半がチッソ石油化学五井工場で働く従業員だったというのである。

　彼らが本当に五井工場の従業員だったのか。巷間ささやかれたようにチッソに雇われた暴力団員だったのか、現場を見ていない私には判断する資格も材料もない。とにかく、その日は直接交渉の邪魔をされていることに怒った患者や支援者たちが、五井

工場に抗議に行くことになっていた。

　留守番をかねてセントラルアパートで暗室作業をしていた夕方の5時頃、ユージンは新聞社のカメラマンや記者、支援者たちに担ぎ込まれるようにして帰ってきた。アイリーンは取り乱して顔色が無い。新聞記者や同行者は「すぐ病院に行った方がいい、いや救急車を呼ぼう」と騒いでいる。一体何が起こったのだ！

　現場に居合わせた人々の話を整理すると、ユージンとアイリーンは患者や新聞社の記者たち数人とチッソ五井工場の守衛室で従業員たちとの面会を待っていた。そして散々待たされたあげく、突然現れた数十人の従業員が患者やユージンに殴る蹴るの暴行を加え、カメラを開けてフィルムを感光させ、工場外に引きずり出したという。何人かの従業員によって路上に投げ出されたユージンの顔は、苦痛に歪んでいた。

　しかし「今すぐ医者に行こう」と勧める声を制して、ユージンは私に「今すぐフィルムを現像しよう」と言い出した。かろうじて感光をまぬがれた部分があったのだ。よほど悔しかったのだろう。「カメラの中に私を殴った奴がいる」と言っていたが、殴られながら撮った写真はどれもブレていてユージンが納得できるようなカットは1枚も無かった。

　翌日の新聞は一斉に「世界的に著名な写真家ユージン・スミス、チッソ五井工場で暴行される」と伝えたが、チッソは声明文を出し「ユージン・スミスはヒステリックになり自ら怪我をした」と発表した。ユージンたちは嘘の声明文の撤回を要求したがチッソは撤回どころか謝罪もしなかった。多くの人がチッソを告訴するよう進言したが、ユージンは告訴しなかった。「いま水俣の患者さんたちがチッソと闘っている。私は今、ジャーナリストとしてそれを取材する立場にある。私がチッソを相手にした裁判の原告になれば、取材の公平性を疑われかねない」と言うのである。「ジャーナリストは客観だとか中立という言葉に惑わされるな」「公平であれ、正直であれ」と言ってきたユージンは、まさにその言葉を実践するかのようであった。

　チッソは公には「ユージン・スミスは自ら転んで怪我をした」という声明文を撤回しないまま、裏では告訴しなければ治療費は支払うと言ってきた。かつて患者たちとかわした、過失は認めないが気の毒だから見舞金は支払うという1959年の見舞金契約と同じやり方である。ユージンは告訴もせず治療費も自分で支払った。そして、

チッソという会社の汚い手口を、図らずも身をもって体験することになってしまった。

告訴はしないと言いつつもその怪我は深刻で、ユージンは聖路加病院やカイロプラティックなど、ありとあらゆる治療を試みた。しかし体調が旧に復することは無く、水俣に来て約4ヶ月、精力的な活動を続けていた時期に受けたこのダメージは、以後の取材に大きな陰を落とすことになる。

数ヶ月が経過して事件のこともあまり話題にのぼらなくなる中、ユージンの体調の悪化は確実に進行していった。神経が圧迫されて、しだいに右手があげにくくなり、シャッターが切れない。失明こそ免れていたが、写真家にとって致命的な症状になっていく。体力と気力の減退ゆえか、次第にフォーカスの合わせやすい広角レンズの使用が増え、撮影にもプリントにも以前ほどの迫力が無くなっていくように思われた。

ユージン・スミスほど日本と深い関係を持った写真家は決して多くない。彼は3度、日本を訪れている。最初は第2次世界大戦の従軍記者として、サイパンやグアムを経て沖縄に。そこで日本軍の砲弾を受け重傷を負った。2回目は1961年、何度か触れたように日立製作所のPR写真の撮影のため。そして3回目は水俣の取材である。

1978年、脳出血によるユージンの早すぎる死は、この日の怪我に起因する高血圧が引き金だったと私は確信している。日本が大好きだと公言していたユージン・スミスが、3回の来日中、2度までも大怪我を負わされ、そしてそれが遠因となって亡くなったのだとしたら、あまりも皮肉と言うほかない。

❖判決の日

1973年3月20日、ついに水俣病（熊本）第1次訴訟に対する判決の日がやってきた。

この裁判は原告である水俣病被害者にとって、絶対勝たなければならない裁判であった。そして、この日を迎えるまでの歳月はじつに長い長い道のりであった。1958年に患者たちが集まってできた水俣病患者互助会は、政府の意に添って厚生省に調停を一任しようとする多数派の「一任派」と、あくまでもチッソの過失を法的に

認めさせようとする「訴訟派」に分かれていた。

　そして1969年6月14日に、29家族45名がチッソを相手どって訴訟を起こしたことはプロローグでも述べたとおりである。訴訟を起こした当時、原告の多くは1959年の見舞金契約に署名しており、そこには以後新しい事実が判明しても追加請求はしないという条文が盛り込まれていたことから、原告たちに勝ち目は無いと言われていた。裁判は何十年かかるかわからないし、仮に勝てたとしても裁判費用の借金が残るだけかも知れなかった。しかし、一切の過失を認めず、頑(かたく)なに水俣病問題は解決済みという態度を取るチッソに一部の患者たちは追いつめられ、ついには怒りを爆発させたのだった。

　すでに第2次訴訟が起こされていたし、一任派も裁判の成り行きには注目するなど、水俣病問題の流れを左右する節目の判決といえた。

　この判決はユージンにとっても大きな出来事であった。1971年9月、初めて水俣にやってきた2人は、3ヶ月ほどで水俣の取材を終えるつもりでいた。しかし、この裁判が歴史的意義を持つことを知ると、これを取材せずに水俣のプロジェクトを終えることは考えられないと、水俣での取材スケジュールや日本滞在期間を大幅に変更することにしたのである。

　裁判は苦難に満ちていた。ちょうど私たちが滞在していた1972年7月24日から30日まで、熊本地方裁判所の裁判官たちが水俣にやってきた。しかし、このときの裁判官や弁護士の患者宅訪問は、いつもの政治家たちや役人の訪問とは趣が異なっていた。環境庁長官であれ地元政治家であれ、役人たちは決められたスケジュールに沿って患者の家を事務的に回り、いかにも同情を寄せるような顔をしながら評論家的な言葉を残して帰っていくのが常だった。

　しかし今回は、熊本地方裁判所に出廷できない寝たきりの患者を含む原告たちの家を1軒1軒まわり、いままでの苦痛と憎しみの証言と生活の実情を真摯に聴取していくものだった。小さな家の寝たきりの原告を裁判官が訪れると、それを新聞記者やテレビが取り囲みライトで照らす。それをまた支援者が取り囲み、暑さの厳しくなる7月、聴取される証言者の家は、息もつけないほどの混雑と喧噪(けんそう)であった。そうした手続きを経て秋の結審を終え、この日、水俣病第1次訴訟は判決を迎えていた。

裁判所前は混沌としていた。上空を新聞社のヘリコプターが飛びかい、あちらこちらに止まった、この日だけ駆けつけた政党の宣伝車の屋根では、選挙カーよろしくスピーカー片手に「この裁判は絶対に勝利せねばならぬ」とアジテーションが繰り広げられた。
　いよいよ裁判の判決がくだる時が来た。新聞やテレビ局などメディアに3分間の撮影時間が与えられた後、ユージンたちは報道席に着いた。静まり返った裁判所の中で原告の名前がひとりひとり読み上げられていく。そして判決を言いわたす裁判官の声に、私たちは聞き耳を立てた。
　公判の中でチッソは「水俣病の発生は世界でも初めての出来事であり、工場内でのメチル水銀の副生や、その廃液による健康被害は予見不可能であった。したがって過失責任はない」と主張していたのだ。これについて熊本地方裁判所は「本来毒物を取り扱い、操業に危険がともなう化学工場が廃水を放流する際には、地域住民の生命・健康に対する危害を未然に防止すべき高度の注意義務を有する」として、公害による健康被害の防止についての企業の責任を明確にした。そして、すでに原因が自社排水にあることを知りながら、それを隠して患者に強要した見舞金契約を無効とし、死者および重症患者に1800万円、軽症者に1600万円を支払うよう、チッソに命じた。それは多くの犠牲と苦難の果てにようやくたどり着いた原告勝訴であった。
　裁判所を出た原告の患者たちは、裁判所前で直ちに記者会見を開いた。しかし、勝訴にもかかわらず、誰の顔にも笑顔は無かった。坂本しのぶさんは母親の顔を見て泣いていた。上村智子さんの母親も泣いていた。チッソの欺瞞(ぎまん)は暴かれ、法的に過失責任を認めさせても、死んでいった命は返らず、破壊された人間の尊厳は回復せず、むしろ患者の喪失感を際立たせるばかりであった。
　ある原告は、命の値段が次々と読み上げられていくのを聞きながら、「娘の命をお金で売ったような気がして耐えられなかった」と涙を流しながら複雑な胸の内を明かした。
　絶対に負けるわけにはいかない裁判に患者たちは勝利した。しかし、この裁判に真の勝者は誰もいなかった。

◆西武デパートでの写真展

　1973年4月13日から18日まで、池袋の西武百貨店でユージンの写真展「水俣──生その神聖と冒涜(ぼうとく)」が開かれることとなった。日本で初めての本格的な水俣病の写真展である。水俣病裁判から約1ヶ月、写真関係者はもちろん日本中が注目するユージン・スミスの「水俣」の写真展である。私たちは水俣で全精力をそそいだ写真展用のプリント190枚近くを額にいれ、会場に持ち込んだ。

　営業時間が終わると急遽写真展用の特設会場作りが始まった。15人ほどの業者が忙しく動き、ボードで何部屋かの仕切りが立て込まれた。壁に釘がうち込まれ、ユージンの指示で写真が掛けられていく。ユージンは水俣にいるときから図面上で写真のレイアウトを決めていたから仕事は順調に進んでいた。看板も飾られ、写真が一通り掛けられ、後はそれらの写真に合わせてライトを当てるだけだった。催事場の業者の人たちは脚台を使い手際よく写真にライトを当てていく。そして、そのとき私たちは「ユージン・スミスの、写真に拘(こだわ)る信念がトラブルを引き起こす」という伝説を目の当たりにするのである。

　暗室作業に触れたとき、ライトメーターの話を書いたが、ユージンは写真展の会場でもライトメーターを取り出し、実際に写真にあたっている光量を量りだしたのだ。それぞれの写真に当たる光量のばらつきを直しながら、ライトが少し暗いと言い出した。ライトメーターの針が64までしか振らない、125の光量が欲しいというのである。たった一絞りのことである。

　催事場の責任者は「いつもこのライトを使っていて、誰も問題にしたことは無い」「これ以上ライトは無い」と言い切る。下請け業者のスタッフも「やっと終わった、もうすぐ帰れる」という雰囲気だったのに、時間はあっという間に深夜0時過ぎである。今と違って、そんな時間に開いている電気屋などどこにも無かった。これ以上遅くなれば業者の人件費もかかるだろう。ユージンが「このライティングではダメだ」と怒鳴れば、西武の担当者も「何が問題なのだ」と一歩も譲らず一触即発である。

そのときだった。ユージンは写真展に持ってきた1枚の写真を担当者の前でいきなり破り捨てて「もう写真展はしない」叫んだのだ。
　深夜の会場は一瞬にして凍りついた。私も声が出ない。アイリーンが泣き叫ぶ。お金を前借りしていたのかもしれない。私には催事場担当者の気持ちもわかったし、でも暗室を作るところからやってきたユージンのこだわりもよくよくわかる。「あぁ、ここまでやってきたのに中止か」と諦めかけたとき、担当者から「わかりました。明日の朝、ライトを買いそろえて何とかしましょう」という言葉が返ってきた。
　作業は一旦中断され、早朝から電気屋で買い集められたライトが取り付け直された。作業はできる限り早めに始められたが、どう考えても午前10時のオープンにすべては間に合わない。入り口近くから作業を開始して、会場の半ばまでセッティングしたところでオープンになってしまった。ぼつぼつと入場者が現れても、会場内ではライトの取り付け作業が続いていたのである。ユージンと一緒にいると本当に心臓に悪い。
　これには後日談がある。あるとき思い出して「写真展の会場でせっかくの写真を破ってしまって」となじると、ユージンはケロリとして「あの写真は破ってもいい写真だったんだよ」と笑ったのである。

◆ユージンの一時帰国とアイリーンのカナダ行き

　1974年3月になってもユージンの体調はいっこうに良くならないどころか、どんどん悪化しているようだった。ままならない体調に神経は高ぶり、異国での治療に限界を感じたのか、ユージンは自分が知っている医者に見てもらいたいと言い出した。日本の医者が信頼できないという訳ではないが、やはり自分の言葉で診察を受けたい気持ちはあっただろう。
　この時期、ユージンとアイリーンの関係も決して良好とはいえず、近所中に聞こえるほどの大声で喧嘩をすることも増えていた。気持ちがあっても身体がついてこない苛立ちか、高血圧でイライラして高揚したかと思うと、鎮痛剤のせいか急に「俺はも

うだめだ」と弱音を吐くこともあった。写真集や写真展などの先行きも決まっていない焦燥感と閉塞感。資金も乏しくなり、アイリーンも精神的余裕がなくなっている様子だった。

　ついにユージンは病気治療のため一時帰国することになった。高血圧からくる目眩（めまい）に襲われ、ただでさえ眼がよく見えないというのに、ユージンひとりで帰国するという。アイリーンは、と聞くと、ユージンの治療帰国の間を利用してカナダで発生した水俣病の取材に行くという。どこまでカナダ水俣病の調査が大切なのか理解できない私は、この2人はもうバラバラだ、本当に水俣プロジェクトは完成するのだろうか、と暗澹たる思いに囚われた。私は夫婦の問題に干渉するつもりはなかったが、2人の仲が終われば水俣のプロジェクトも霧散する、本当に危機的な状態だと認識していた。ユージンは健康を回復して再び日本に帰ってくるのだろうか……。

　そして、ユージンはアメリカへ、アイリーンはカナダへ旅立つため、2人は水俣を去り、東京へと帰っていった。

　後に知ったことになるが、ユージン・スミスの伝記を書いたジム・ヒューズによれば、ユージンは東京での拠点となっていた板橋大山のアパートからヒューズに電話を入れ、「アイリーンと喧嘩して、彼女がどこに行ったかわからない。言葉も通じず眼も十分見えない。助けてくれ」と、困り果ててニューヨークに助けを求めたという。ヒューズが「ミノルタに相談してみれば」とアドバイスしたところ、「ミノルタにこれ以上迷惑をかけられない」と答えていて、ニューヨークでは本気でユージンの救出作戦が検討されたようだ。思えばこの時期が、水俣プロジェクト最大の危機だったのかもしれない。

　残された私は半ば失業状態で、一時的に東京に帰ろうかとも考えた。しかし、水俣に来て2年あまり、患者や支援者たちと海水浴や温泉に行ったり、若衆宿や喫茶店で集まったりするうち、いつしか「東京から来た写真家のアシスタント」と「水俣病の患者」という関係を超えた、同郷の幼なじみのような付き合いが生まれていた。

　この期間を利用して、自分自身で水俣病の写真を撮ろう。今まで知り合った患者や、少し住まいは遠いけれど気になっている諫山孝子さんなど、水俣の人たちを私自身が撮ろう。そういう人間関係の写真が良いのか悪いのかわからないが、まずは撮ろ

う。だって寝る所だって車だってある……。そんな風に考えて、私は水俣に踏みとどまった。

❖最後の水俣へ

　1974年6月、目の治療のためユージンがニューヨークに帰って3ヶ月ほど経ったある日、東京の連絡先にアイリーンから電話があった。「ユージンが日本に帰ってきた。アメリカで英語版の写真集とニューヨークでの写真展の話を決めてきた」という。アイリーンの声は弾んでいた。ユージンが本当に日本に帰ってきたのだ。そればかりか念願の英語版写真集の出版と、ニューヨークのICP (International Center of Photography) での写真展まで決めてきたというのである。「目が見えない、助けてくれ」と、ユージンがひとり帰国した3月の時点で、このプロジェクトは空中分解かもしれないと覚悟していた私には、なにより嬉しい知らせだった。

　早速、東京で合流したユージンは、離日前より元気そうですこし安心した。私の顔を見るとユージンは、「英語版の写真集とニューヨークでの写真展のために、また力を合わせてやっていこう」「今度はギャラもちゃんと払う」と言う。出版契約を結んだとき、印税の前借でもしたのだろうか……。

　英語版写真集『MINAMATA』の発売予定とICPでの写真展は1975年の4月である。残された時間は1年を切っている。契約を交わした以上、待ったなしである。今度は「お手伝い」ではない、写真集と写真展のために、私は必要とされ雇われるのだ。もちろんギャラは嬉しいが、なにより今まで教えてもらったことを、多少なりとも返せることが嬉しかった。ユージンの誘いを断る理由は無かった。

　水俣に帰って来られたとはいえ、ユージンの体調が完全に戻っているようには見えなかった。私がプリント作業に専念していると、午後になってようやく、まるで神経衰弱のような顔をしながら仕事場に現れた。高血圧の治療薬なのか鎮痛剤なのか、あるいはアルコールの悪酔いだったのか……。

　それでも彼は、プルーフから写真集用のプリントを選び、いくつかのグループに分

けて壁に貼りつけると、それら1枚1枚にキャプションを書いていった。写真展では壁面の長さから計算して写真をグループにまとめ、大きな流れを作ることで1枚の写真をより効果的に見せるレイアウトが追求されたが、写真集では見開き全面を使う写真や見開きを左右一対にした場合の写真の選択などに細心の注意が払われた。それはユージン・スミスのフォトストーリーの神髄を垣間見るような作業だった。

しかし、もはや身体が言うことを聞かないのだろう。右手が上がらないと苦痛の顔を見せたり、頭痛で集中できないのかすぐイライラしたり、体力がもたないようで、しばらく作業をすると、すぐ横になってしまう。初めて水俣に来たときと比べるとあまりにも弱々しく、急速に老いが現れたことが悲しかった。まさに満身創痍であった。それだけに、私も自分の責任を痛感していた。

アイリーンとユージンの関係も体調同様、不安定な状況だった。アイリーンも精神的に目一杯だったのだろう。日を追うごとに夫婦喧嘩は増え、その声は大きくなっていた。2人は『MINAMATA』という接点だけで、辛うじて繋がっていた。

そんな中、地元水俣市での写真展が決まった。10月5日から1週間の予定で、会場は水俣市公会堂だった。意外にも水俣病の写真展が地元で行われるのは、これが初めてだった。それまでは「親戚や子供が差別されるから地元では展示してくれるな」ということだったのだ。それが許されたということだけでも、如何にユージンが水俣の人々に受け入れられていたかという証になるだろう。

そしてもうひとつ。写真展には、離日前に世話になった水俣の関係者に対する、ユージンたちの挨拶、恩返し、そういった意味もあった。帰国を控えた慌ただしい日程の中、何とか写真展にこぎ着けたユージンとアイリーンは、会場にやってきた患者たち、関係者たちと、ひとりひとり挨拶をかわしていった。

私たちが水俣を撤収する日は迫っていた。

❖帰国

　いよいよ水俣を引き上げるときが近づいた。水俣にある荷物はすべて片づけなければいけない。私が2年あまり住んでいた暗室を兼ねた仕事場はもちろん、ユージン夫妻が住んでいた溝口家の旧宅も空けなければならない。荷物はできるだけ東京やニューヨークに送り、片づけ切れない荷物は引っ越しを手伝ってくれた近所の人や知人に差し上げることにした。

　水俣での片づけに時間がかかり過ぎ、熊本発の便で羽田にもどったのは11月21日のことだった。帰国は24日である。わずか3日間で東京の荷物が片づくはずが無い。東京板橋のアパートは新たに契約し直して私が住むことになった。片づけの時間が無いユージンたちと、これから東京で部屋を探さなければいけない私の利害は一致していた。しかもタンスや食器など、生活用品もついている部屋はまさに渡りに舟だった。

　とはいえ東京に戻ってきたのは帰国予定の3日前である。日本で撮影したフィルム、段ボール何箱ものプリント、カメラや写真用品、水俣の資料や雑誌等々、東京の荷物も全部アメリカに送るというわけにはいかない。持ち主たちと足並みを揃えて送ることのできない荷物についてはユージンが「この荷物とこの荷物はニューヨークに送って」と指示し、当日はとにかく持てる限りの荷物を持って羽田に向かうことにした。

　1974年11月24日午後9時30分発のJAL62便、森永純さんや元村和彦さんといった旧友をはじめ、ミノルタの関係者、雑誌の編集者、新聞記者などなど、3年あまりの日本滞在中に知遇を得た40人ほどの人々がユージン・スミス夫妻を見送るため、羽田空港に集まった。

　ユージンは取り囲んだ新聞社の記者たちに「これは帰国ではない、1975年5月にアメリカで行われる写真展や、写真集の出版、そして病気の治療のための一時的な帰国だ。だから水俣の家も東京の家も残している、来年の夏頃にはまた日本に戻ってき

たい、必ず戻ってくる」と答えていた。そして、友人や支援者に精一杯元気なところを見せ、抱き合い、手を握りしめて別れを惜しんだ。

　でも、私はそれが無理であることを知っていた。もう日本に帰ってくる体力も気力も残っていないことは、ユージン自身がいちばん知っているはずだった。水俣の家も東京の家も、次に日本に来るために残したのではない。片づけきれなかっただけなのだ。

「水俣が私の最後の仕事だ、もう写真を撮ることは無い」

　ユージンは、私には正直にそう語っていた。

「3月までにはニューヨークに部屋を借りるから、そうしたらニューヨークに必ず来てね」

　私は、ユージンやアイリーンとニューヨークでの再会を約束し、抱き合い、かたく握手をして別れた。ユージンの手は、厚く暖かかった。

　翌日、私は本契約のため、板橋のアパートのオーナーが住む茅ヶ崎に行った。思い出深いユージンの部屋が、正式に私の部屋になるのだ。洋服ダンスも中の服も、日用品もゴミもそのままで、鍋にはみそ汁が残ったままである。新しく買い揃えなければならない日用品は何も無かった。余談になるが、私が現在も使っているライトボックスや金槌やポートフォリオ入れにはユージンのサインが入っている。捨てるに捨てられず、いまも大事に使っている。

　私はユージンに指示されたままロスに送る荷物、ニューヨークに送る荷物を分けてパッキングし、船便で送った。そして私はユージンたちからのニューヨーク行きの連絡を待った。しかし、肝心の国際電話が繋がらず、問い合わせると高額な国際電話代金が未納であることがわかった。これには苦笑した。ユージン・スミスの知られざる負の遺産であった。

❖ユージン・スミス死去

　ここに1枚の新聞記事がある。
「カメラを通して水俣の実態を世界に訴えたアメリカの報道写真家ユージン・スミス氏(60)が死去。1978年10月14日、アリゾナ州ツーソンの自宅近くのスーパーマーケットで買い物中に脳出血で倒れ入院していたが、翌15日アリゾナ大学病院で死去した」
　1978年10月、私はこの新聞記事を、入院していた都立駒込病院の病床で知った。その後、アイリーンから連絡があり、テレビでもニュースが流れた。
　そのころユージンはニューヨークを離れ、ツーソンにあるアリゾナ大学CCP (Center for Creative Photography)で教鞭をとっていた。正直に言うと、新聞記事を読んでも私はあまり驚かなかった。「あぁ、そうなんだ、亡くなったんだ」という感想しかなかった。それは私がユージンから「水俣が最後の仕事だ」と直接聞かされており、実際、わずかに残った全精力を『MINAMATA』に注ぎ込んでいる姿を間近に目撃していたからかもしれない。
　病院のベッドの上にいると、さまざまな出来事が脳裏に去来した。思えばユージンに拉致されるように訪れ過ごした水俣での3年あまり、私は彼に対して悪態をついてばかりいた記憶しか無い。私は生意気なことを言ったりいじけたりして、始終、ユージンを困らせてばかりだった。私のことを「バッドボーイ」と呼びながら、それでもユージンは私のすべてを包み込むように、温かく接してくれた。言葉の問題はあったが、今にして思えばもっともっと聞いておけばよかったと思うことがたくさんある。しかし、それはもはや叶わぬ夢である。ユージンはあまりにも偉大な写真家で、私はあまりにも無知で幼かった。
　ユージン・スミスは、『カントリー・ドクター』や『ミッド・ワイフ』、『シュバイツアー』など人間愛をテーマにした偉大な写真家であると同時に、ひとりの人間としても情け深い巨人であった。彼は人間味あふれる数多くのエッセーを遺したが、それ

は第2次世界大戦で大怪我を負い、その後遺症と終生付き合い続けたことも影響していたように思う。

そうした一連の仕事の中で「水俣」は必然的にたどり着くべき終着駅であり、集大成の場だった。その最も濃密な時間を共有できたことは、私の生涯の「宝」である。

五井事件の後、彼は急激に体調を悪化させ、文字通り七転八倒していたが、日本を恨むような言葉はついに一度も口にしなかった。そして、裁判の当事者となってしまっては作品の公平性を疑われかねない、とチッソを告訴しなかった。何度か述べたように、ユージン・スミスは私によく「水俣が私の最後の仕事になるだろう」と言っていた。3ヶ月ほどの予定だった取材を3年にまで延ばし、「口もきけず、手が曲がり、歩くこともできない人たち」に代わって「写真という小さな声」を発し続けた。

出来の悪い私に、ユージンが何度も言い聞かせるように語った言葉がある。
「写真は小さな声にすぎない、しかし、私は写真の力を信じている」
『MINAMATA』はユージンが自らの命と引き換えに完成させ、そして燃え尽きた、まさに「最後の仕事」だった。

❖34年ぶり、再び水俣へ

1974年秋、ユージンと私たちは3年あまりを過ごした水俣を引き上げた。仲良くしてくれた患者たちの中には「スミスさんの後は、石川さんが撮ればいいじゃない」と、引き続き水俣に留まるよう勧めてくれた人もいる。

しかし私は、ユージンを追いかけてニューヨークに行った。そしてニューヨークで英語版写真集『MINAMATA』の出版と、ICPでの写真展を見届けた1975年6月に帰国した。1971年秋に原宿でユージン・スミスと出会って以来3年半のつきあいだった。

当時の私には、ユージン・スミスと同じテーマである「水俣」を再び撮るつもりは無かった。そのころ水俣に、長期にわたり在住して写真を撮っている写真家が他に何人かいたことも、あえて水俣を選ばなかった理由のひとつだった。それまで撮影した

水俣の写真は封印され、以後、私が水俣に足を向けることは無かった。

2008年、新宿ニコンサロンで水俣を採り上げた写真展があった。写真家、小柴一良さんの「水俣よサヨウナラ、コンニチワ」である。そこには懐かしい顔がいくつも写っていた。私は小柴さんに、仲良くしていた患者たちの名前を挙げ、また会う機会があるのなら私の連絡先を伝えてほしいと言付けをお願いした。

それから半月ほどが過ぎた夜、携帯電話が鳴った。「わたし、誰だかわかる？」とだけしか喋らないが、水俣訛りでうまくロレツが回らないその声は、水俣で一番の友人であった前田恵美子さんだとすぐにわかった。懐かしい声だった。34年の歳月が流れていたが人の声は変わらないものだ。その声が、「元気にしてた？ どうして水俣に来ないの。遊びに来なさいよ」という。

続いて誰かと電話が変わったと思ったら、また「私が誰だかわかる？」。今度は恵美子さんのお姉さんだった。みんな、私を覚えていてくれたのだ。懐かしく、嬉しかった。みんなに会いたい、と心から思った。

折から京都の美術館でユージン・スミスの30回忌が行われた。ユージン・スミス享年59と書かれていた。ということは、彼が水俣にいたのは53から56歳ということになる。私はもう、とっくにその歳を過ぎている。愕然とした。だが今からでも遅くはない。

私は水俣に行かねばならなかった。

❖水俣という日常

　水俣の空気は澄んでいる。不知火の海はどこまでも黄金色に輝き美しい。人々は人情深く、町はとても平和でのどかに思える。ユージンの大家、溝口家に限らず近所から夏ミカンや穫れたばかりの魚をわけてもらうことがよくあった。取材にうかがった患者の家で食事や酒をごちそうになってしまったことも一度や二度ではない。患者や支援者の集まりで一緒に温泉に行ったり、海水浴に行ったり、ときにはボーリングに行ったりと、しばらく暮らすうち、この土地の人間になったかのように錯覚する。

水俣で3回目の正月を迎えたころのことだ。暗室作業をしていて腹が空いてきた私は、何かしら食べ物があるだろうとユージンの家に顔を出した。しかし、そこにあるのはいつもと変わらぬパンや牛乳などで、特に正月らしい食材は無かった。

　そこに大家である溝口さんの奥さんがやってきて「石川さん、お正月なのに仕事してるの？　ユージンさんたちは外人さんだから日本の正月は知らないんかね」と笑った。そして「石川さんだけでも家でおせち料理食べていきんしゃい」と誘ってくれた。

　溝口夫妻は水俣における私の両親のような存在である。ご主人の溝口忠明さんは元大工、奥さんのマスエさんは私の母と雰囲気が似ていた。他にも近所に嫁いだ恭子さん、その妹で20歳そこそこだった純子さん、高校生の忠治さんという家族構成だった。水俣のどこにでもあるような家庭だったが、そこにも水俣病は日常として存在していた。

　ユージンの住まう溝口家旧宅の居間に仏壇があり、そこに水俣病で亡くなった溝口家の三女トヨ子さんの遺影があったことは、すでに書いたとおりである。

　2011年、ユージンと初めて水俣に来てから40年の歳月が過ぎた。今でも水俣にいるとのどかな気持ちになる。胎児性水俣病患者たちも50歳を越え、彼らとの再会は子供のころの同級生に会うように懐かしい。人々の情は深く、相変わらず不知火の海は美しく私を迎えてくれる。一瞬、自分が何故、水俣にいるのか忘れてしまいそうになる。

　水俣病の写真といえば、手足が曲がり、言葉も喋れず、歩くこともままならない患者の姿をすぐ想像してしまうだろう。それは写真家にも責任の一端がある。メディアは、水俣病は悲惨であり、悲惨でなければ水俣病でないという狭隘（きょうあい）なイメージを作り出し、事態の本質を見えにくくしてしまったのではなかったか……。

　狭義の水俣病のイメージにとどまらない。劇症性の患者が凄惨を極めたため、より多くの慢性患者や中軽度の患者の存在は見過ごされがちになった。水俣病患者か否かを決める1977年の認定基準があまりにも狭義で厳しかったため、多くの患者が未認定となって置き去りにされた。そしていまだに繰り返される裁判と和解……。

　地元の人の会話にそっと耳を傾ければ、40年前も今も同じことを言っている。以

前は患者同士で訴訟派と一任派に分かれて悪口をいいあっていた。訴訟派の誰の家には補償金がいくら入ったとか、どこの患者の家が新しく家を新築したとか、妬みや嫉みが渦巻いていた。

　患者が割れれば支援者も割れる。チッソの労働組合のなかにも様々な考え方の対立があった。小学校でも中学校でも、水俣病の家族がいる家庭もあればチッソに勤める家族のいる家庭もある。水俣病の子供が鉛筆１本買えば、チッソに勤める家の子は「よかね、補償金ばいっぱい入って」と意地悪をいう。

　そうかと思えば、水俣病患者に差別的な目を向けていた人たちが、周囲が認定申請して補償金を手にした途端、急に腰が痛いだの足が痺れるだのと言いはじめ……。などなど、数え上げれば切りが無い。一見のどかな水俣だが、人の絆は引き裂かれ、人情はぎしぎしと悲鳴を上げていた。

　2012年７月末をもって水俣病被害者救済特別措置法の受付が締め切られた。以後、患者が出ても狭義の認定基準を変更しようとしない公害健康被害補償法しか拠り所はなくなる。この特措法は、水俣病患者とは認定しないものの水俣病のある程度の障害は認め、見舞金と治療費を支払うというもので、最終的に不知火海沿岸から約６万５千人が救済を申請した。水俣病が公式に認定されて57年という歳月が流れたにもかかわらず……。

　いつまでも終わらない水俣の日常は今もそのままである。

data
資料

年 譜──ユージン・スミスと水俣

1956年	水俣病発生の公式確認
1959年	熊本大学医学部が水俣病の原因物質は有機水銀と公表
1961年	胎児性水俣病患者が初めて認定される
1968年5月18日	水俣工場がアセトアルデヒド製造設備の運転を停止
9月26日	「熊本水俣病は新日本窒素・水俣工場のアセトアルデヒド酢酸設備内で生成されたメチル水銀化合物が原因である」と発表し、政府は水俣病を公害病と認定
1969年6月14日	患者互助会訴訟派がチッソに対し損害賠償を求めて熊本地裁に提訴
1970年8月	ユージン・スミスとアイリーン、通訳の仕事で出会う
10月	元村和彦、ニューヨークにユージン・スミスを訪ねる
1971年8月16日	ユージンとアイリーン来日
8月28日	ユージンとアイリーン入籍
9月3日〜15日	「ユージン・スミス写真展──真実こそわが友」開催（新宿小田急百貨店）
9月6日	約1週間にわたり初めての水俣行き。塩田武史の案内で月の浦の溝口家に部屋を借りる
10月初旬	石川武志、ユージン・スミスと原宿で出会う
10月中旬	ユージンとアイリーン結婚披露パーティー（東京プリンスホテル）
10月15日〜25日	2回目の水俣行き
11月12日	石川、初めての水俣行き。寝台特急はやぶさ東京駅（14番線）16時45分発
11月13日	15時23分、水俣着。チッソ島田賢一社長、水俣入り
11月15日	原告団長、渡辺栄蔵宅で訴訟派会合
12月6日	患者家族がチッソとの補償交渉を求め、東京本社前で座り込みを開始。自主交渉闘争を始める
12月中旬	ユージン・スミス「入浴する智子と母」を撮影（上村智子15歳）
12月25日	渡辺家撮影
1972年1月7日	ユージン、チッソ五井工場で暴行を受け負傷（五井事件）
1月28日〜2月2日	写真展「真実こそわが友」巡回展（大阪阿倍野近鉄百貨店）
2月26日	田中実子撮影
2月27日	大石武一環境庁長官水俣入り。上村家を訪問
2月28日	大石長官、池田家、坂本家を訪問
5月16日	ユージン水俣入り
5月17日	チッソ工場撮影
5月18日	田中実子撮影
6月7日	諫山孝子撮影
6月22日〜7月2日	写真展「真実こそわが友」巡回展（愛媛県立美術館）
6月23日	松山で細川一（はじめ）博士（チッソ水俣工場附属病院長）夫人に会う
6月26日	浜元二徳のみかん畑の手入れや姉の浜元フミヨの茶の収穫などを撮影
6月31日	「ライフ」（6月2日号）に「配水管から死の流れ」発表
9月10日	たこ漁を撮影
9月20日	「アサヒカメラ」（10月号）発売

	9月29日	ボラ漁を撮影
	10月初旬	諫山孝子、屋外で撮影
	10月11日〜14日	熊本地方裁判所にて水俣病第1次訴訟最後の口頭弁論、結審
	10月19日	天草行き
	12月中旬	水俣で住居と別に仕事場を借り、改装始まる
	12月24日	暗室製作。クリスマス
	12月25日	訴訟派、汽車で東京行き
	12月28日	福岡に相撲を見に行く
1973年	3月20日	熊本水俣病第1次訴訟判決(原告勝訴確定)
	3月22日	訴訟派と自主交渉派患者による東京交渉団がチッソ本社で交渉開始
	4月13日〜18日	写真展「水俣——生 その神聖と冒涜」開催(池袋西武百貨店)。モノクロ作品190点
	5月18日	田中実子撮影
	5月下旬	諫山孝子撮影
	7月9日	補償協定書に調印。チッソ本社前での座り込み終わる
	8月30日〜9月10日	高崎すずらん写真展
	12月28日	患者たちと餅つきやボーリング大会
1974年	1月1日	坂本しのぶ着物 渡辺家新家屋撮影
	1月15日	田中実子成人式
	3月	ユージン、体調不良が続く。治療のため一時帰国。アイリーンのカナダ水俣病取材
	4月	『カメラ35』が発売される(この作品により1975年度ロバート・キャパ賞受賞)
	6月	ユージン再来日。アメリカでラーリー・シーラーと写真集の契約を結ぶ
	7月21日	水俣港祭り
	10月5日〜11日	写真展「水俣——生 その神聖と冒涜」開催(水俣市公会堂)
	11月21日	8時50分熊本発の全日空機で羽田着
	11月24日	21時30分羽田発の日航62便でアメリカへ帰国
	12月から翌年2月初旬	ロスで写真集の原稿執筆や編集作業をする
1975年	3月	石川武志、ニューヨーク行き
	4月12日〜6月1日	ICPで「MINAMATA」写真展
	4月	写真集『MINAMATA』(Holt, Rinehart and Winston Inc)出版
1977年		アリゾナ大学に新設されたCCP(Center for Creative Photography)で教鞭をとる
	12月5日	上村智子死去(21歳)
1978年	10月14日	アリゾナの食料品店で倒れ入院
	10月15日	アリゾナ大学病院にて死去
1980年		写真集『水俣』(日本語版、三一書房)出版

水俣病関連地図

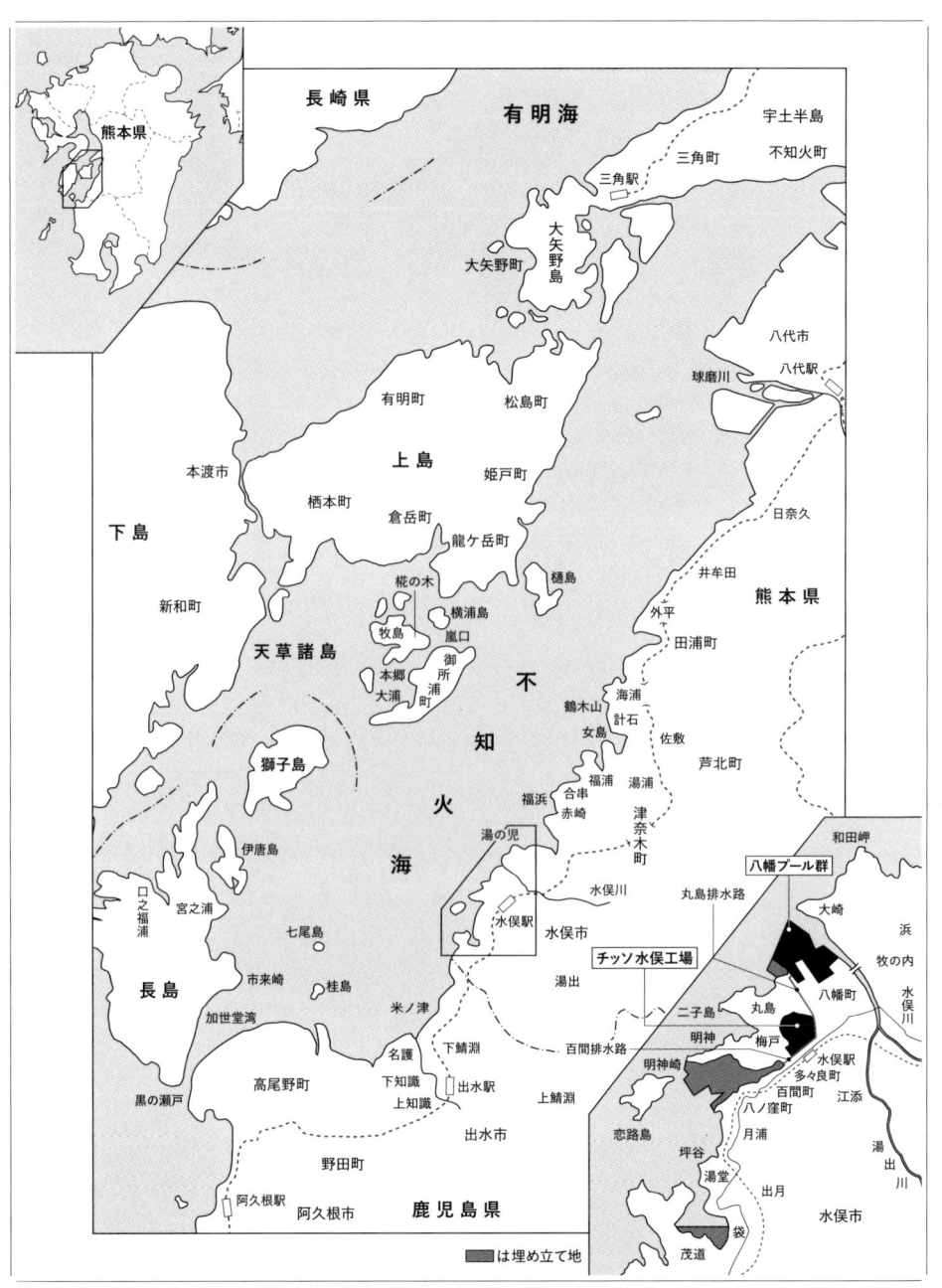

水俣フォーラム『水俣展 MINAMATA Exhibition』(1999年)所収の地図をもとに作成

あとがき

　この一文を認(したた)めながら、私は人との出会いの奇遇を思う。1971年、原宿でユージン・スミスという写真家に出会ったこともそのひとつといえるだろう。あのときユージンと会わなければ、私が水俣に行くことは決してなかったはずなのだ。

　月日は流れ2008年、ユージンのアシスタントをしていた頃、水俣で知り合った写真家が写真展を開き、彼が水俣を再訪したことを聞かされた。途端に多くの濃密な思い出があふれ出し、当時、写真を撮らせてもらい、ともに語らった水俣病患者たちと、無性に会いたくなった。

　偶然は重なるものだ。そんな矢先、ユージン・スミスの30回忌が行われた。私はそこで、ユージンが水俣に滞在していたのが53歳から56歳にかけてであることに気がついた。自分がとうにその年齢を超えている事実に思い当たった私は、自らの来し方を振り返り、愕然とした。いったい自分はこの間なにをしてきたのか、と……。と同時に、当時のユージンを知っている人が、ほとんどいないことにもショックを受けた。

　突然「あのときユージン・スミスは何を見て、何を考えたか。そして日本に何を残したのか」という疑問が湧きあがった。ユージンと共に体験した、私という写真家の原点とも言うべき「水俣プロジェクト」の意味を確認したい。当時の私には若すぎて理解できなかった体験が、今なら理解できるのかもしれない。それを検証することで、彼が私に教えようとしたことをもう一度問い直したかった。

　ユージンたちと水俣で暮らしていたある日、私の枕元に20本入りのフィルムが置いてあった。私が「これは何か」と尋ねると、ユージンは「おまえも水俣の写真を撮れ」といった。自分で撮り、自分でプリントし、自分で写真と対峙することで、初めてわかる何かを、彼は教えようとしていたのだと思う。

　ユージンの言葉をかみしめるように、私は2008年から再び水俣の写真を撮り始めた。水俣の風景は変わり、ユージンたちと暮らした家はもう無かった。ユージンの写真集に登

場する多くの患者たちはすでに亡くなり、私とそう年齢の変わらない胎児性水俣病の患者たちでさえ老境に差し掛かっていた。

しかし、そこには何も変わらない、何も終わらないまま、「水俣病」が存在していた。今の私に何ができるのか、何度も自問した。「おまえも撮れ」というユージンの言葉が繰り返し脳裏に響いた。そして私は、これまで撮影してきた写真の「続き」を撮ることに決めた。以前撮影させてもらった人たちに、できるだけ同じ場所に立ってもらった。プリントの中には、背景が変わっても何も変わらない「水俣」が写っていた……。

ユージンという偉大な写真家の「遺産」を、今一度より多くの人たちと共有し、今も続く「水俣」の姿を伝えることは、ユージン・スミスという人間と3年あまりにわたって間近に向きあい、多少なりとも水俣に関わってきた私の責任だと考える。

この写真集が「小さな声」を発し、水俣を知らしむ「語り部」となって世に現れてくれれば、心から嬉しく思う。

最後に、この場を借りて多くの人たちにお礼を申し上げなくてはならない。しかし、お世話になったかたはあまりに多く、個人名を列挙することには、はばかりもあろう。以下に、私の万感を酌み取っていただければ幸いである。

まず、私のカメラの前に立ってくださった水俣病患者のみなさん、そのご家族、支援者のみなさんに心から感謝し、お礼を申し上げる。私が郷愁を覚えるほどに家族、あるいは同郷の幼なじみのように仲良くしてくれた水俣の人たちにも深く感謝したい。

そして、偶然の邂逅から私を「水俣プロジェクト」にいざなってくれた、アイリーン・美緒子・スミスさんと天国のユージン、ウィリアム・ユージン・スミスさんにも改めて感謝したい。私は最後まで「バッドボーイ」だった。

本写真集の刊行に多大な好意を示してくださった社会福祉法人さかえの杜ほっとはうす施設長の加藤タケ子さん、認定NPO法人水俣フォーラム理事・事務局長の実川悠太さん、現在、福島で起きている、今後起こりうる出来事と水俣の経験の相似を指摘し、警鐘を鳴らすエッセイを本写真集の序として置くことを快諾してくださった作家の池澤夏樹先生、過分にもユージンの言葉を引きつつ、私の拙い仕事に評価の言葉を寄せてくれた、San

Diego, Museum of Photographic Arts のディレクター、Deborah Klochko さん、素晴らしい装丁とレイアウトを与えてくれたデザイナーの米谷豪さん、そして、これまで私を支援し励ましてくれたすべての人たちに感謝する。私はあなたたちの気持ちを決して忘れないだろう。

　千倉書房の神谷竜介さんにもお礼を申し上げる。あなたとの奇遇と、私の写真集を出そうという勇気と、私の原稿を何度も何度も手直しする根気がなかったら、この写真集は存在しなかった。

　最後になったが、いつも私を支え続けてくれる家族にも感謝を捧げたい。

　　　2012年10月19日　　　　　　　　　　　　　　　　　　　　　　石川武志

index

ITR-01-01　　チッソ水俣工場(1971年)
ITR-01-02　　八幡プール(1973年)
ITR-01-03　　八幡プール(1972年)
ITR-01-04　　八幡プール(1973年)
ITR-01-05〜13　百間港(1972年)
ITR-01-14〜15　袋から見た恋路島(1972年)
ITR-02-01　　水俣市月の浦の民家と夏ミカン(2008年)
ITR-02-02　　今も変わらぬ湯堂の漁村(2008年)
ITR-02-03　　田中実子が住む湯堂の船止め(2009年)
ITR-02-04　　月の浦から水俣湾
ITR-02-05　　月の浦から恋路島
ITR-02-06　　いつも買い物をしていた溝口商店
ITR-02-07〜10　水俣のいりこ漁
ITR-02-11　　茂道港の猫
ITR-02-12　　水俣市赤崎漁港
ITR-02-13〜14　八代海
ITR-02-15　　黄金色に輝く八代海
ITR-03-01〜04　坂本しのぶ(1972年)
ITR-03-05　　加賀田清子、坂本しのぶ、前田恵美子
　　　　　　　(1972年)
ITR-03-06　　通学中の坂本しのぶ(1972年)
ITR-03-07　　学校帰りの坂本しのぶ(1972年)
ITR-03-08〜13　坂本しのぶ 自宅前の堤防で
　　　　　　　(1972年)
ITR-03-14　　坂本しのぶ 若衆宿にて(1973年)
ITR-03-15　　水俣市民ホール写真展会場(1974年)
ITR-04-01　　坂本しのぶ 自宅前の漁港(2008年)
ITR-04-02　　坂本しのぶ 自宅前の堤防(1972年)
ITR-04-03〜09　坂本しのぶ 自宅前の漁港(2008年)
ITR-04-10　　水俣病資料館で語り部をする坂本しのぶ
　　　　　　　(2010年)
ITR-04-11　　坂本しのぶ 友人たちと飲み会(2010年)
ITR-04-12〜13　取材を受ける坂本しのぶ(2011年)
ITR-04-14〜15　カラオケを楽しむ坂本しのぶ
　　　　　　　(2011年)
ITR-05-01　　田中実子と母親(1971年2月)
ITR-05-02　　田中実子(1971年)
ITR-05-03〜04　田中実子と母親(1971年2月)
ITR-05-05　　田中実子(1971年)
ITR-05-06〜08　田中実子と母親(1971年12月)
ITR-05-09〜11　田中実子(1972年)
ITR-05-12〜14　田中実子と父親(1972年2月)
ITR-05-15　　部屋から海を眺める田中実子(1972年)
ITR-06-01　　田中実子の食事(1972年)
ITR-06-02　　髪の手入れをしてもらう田中実子
　　　　　　　(1972年)
ITR-06-03〜04　晴れ着を着付けてもらう田中実子
　　　　　　　(1973年1月)
ITR-06-05　　田中実子 成人式の晴れ姿
　　　　　　　(1973年1月15日)
ITR-06-06〜10　田中実子 成人式の日
　　　　　　　(1973年1月15日)
ITR-06-11〜12　田中家に政治家たちの視察
　　　　　　　(1972年2月)
ITR-06-13〜15　田中実子と大石武一環境庁長官
　　　　　　　(1972年2月)
ITR-07-01〜02　チッソ工場を見下ろすユージン・スミス(1971年)
ITR-07-03　　チッソ工場を取材中のユージン(1971年)
ITR-07-04　　チッソ工場を撮影するユージン(2001年)
ITR-07-05　　チッソ工場を撮影するユージン(1971年)
ITR-07-06〜10　チッソ工場を撮影するユージンとアイリーン(1971年)
ITR-07-11〜13　裏山からチッソ工場を撮影するユージン(1971年)
ITR-07-14〜15　水俣港にたたずむユージン(1972年)
ITR-08-01　　田中実子に話しかけるユージン(1972年)
ITR-08-02　　はにかむ田中実子とユージン(1972年)
ITR-08-03〜07　田中実子を撮影するユージン
　　　　　　　(1972年)
ITR-08-08　　林田文蔵を撮影するユージン(1972年)
ITR-08-09　　港祭りで酒を飲むユージン(1972年)
ITR-08-10〜11　港祭りで水俣市長を撮影するユージン(1972年)
ITR-08-12　　口に咥えたレリーズで撮影するユージン(1973年)
ITR-08-13　　漁村を撮影するユージン(1973年)
ITR-08-14　　訴訟派代表の川本輝夫(1973年)
ITR-08-15　　レストランにて。坂本しのぶと私
　　　　　　　(1973年)
ITR-09-01　　ユージンが住む水俣市月の浦(1974年)
ITR-09-02　　月の浦から見た不知火海(1974年)

ITR-09-03　水俣病療養所の湯の児病院（1972年）	ITR-14-08　金子雄二と長井勇（2010年）
ITR-09-04　ユージンの写真展を見に来た半永一光（1974年）	ITR-14-09　金子雄二 ほっとはうすにて（2010年7月）
ITR-09-05　水俣市月の浦（1973年）	ITR-14-10　リハビリを兼ねて名刺を作る金子雄二（2010年7月）
ITR-09-06　水俣市明神から梅戸港を望む（1974年）	ITR-14-11〜12　金子雄二 ほっとはうす（2010年7月）
ITR-09-07〜10　療養施設、市立明水園でリハビリを受ける半永一光（1973年）	ITR-14-13　金子雄二 ほっとはうすの清掃（2011年）
ITR-09-11　水俣市湯の児（1974年）	ITR-14-14〜15　金子雄二 ほっとはうす（2011年10月）
ITR-09-12　明水園で食事をする半永一光（1973年）	ITR-15-01　石田泉 農場で働く（1973年）
ITR-09-13　水俣市明神から不知火海を望む（1974年）	ITR-15-02　いつでも陽射し避けの衣服（1973年）
ITR-09-14　水俣市明神（1974年）	ITR-15-03〜05　石田泉（1973年）
ITR-09-15　水俣市出月（1974年）	ITR-15-06〜12　チッソ工場正門前の座り込みテントで（1972年）
ITR-10-01　明水園で暮らす半永一光（2010年）	ITR-15-13　石田泉 チッソ水俣工場正門前（1972年）
ITR-10-02　一日の大半を車椅子で過ごす半永（2010年）	ITR-15-14〜15　石田泉 チッソ正門前で支援の学生と（1972年）
ITR-10-03　半永一光 明水園（2011年）	ITR-16-01〜15　石田泉 明水園（2010年）
ITR-10-04〜05　半永一光 明水園（2010年）	ITR-17-01　諫山孝子の家族（1972年）
ITR-10-06　車いすに固定されたカメラ（2010年）	ITR-17-02〜04　諫山孝子の食事（1972年）
ITR-10-07　半永は写真が大好き（2010年）	ITR-17-05　テレビをみる孝子（1972年）
ITR-10-08〜10　半永一光（2010年）	ITR-17-06　孝子はアニメが大好きだ（1972年）
ITR-10-11　友人を撮影する半永一光（2010年）	ITR-17-07〜09　諫山孝子（1972年）
ITR-10-12〜14　半永一光 明水園（2011年10月）	ITR-17-10　注射を嫌がる諫山孝子（1972年）
ITR-10-15　半永一光（2011年11月）	ITR-17-11　孝子を癒す祖母モリ（1972年）
ITR-11-01〜15　長井勇 明水園（1973年）	ITR-17-12　孝子の腕には太すぎすぎる注射だ（1972年）
ITR-12-01〜04　長井勇 患者支援施設ほっとはうすで名刺作り（2010年）	ITR-17-13　孝子を慰める祖母（1972年）
ITR-12-05　名刺作りに励む長井勇と鬼塚勇治（2010年）	ITR-17-14　孝子と祖母の手（1972年）
ITR-12-06　長井勇 ほっとはうすでリハビリ（2010年5月）	ITR-17-15　孝子の小さな指に飾られた指輪（1972年）
ITR-12-07　長井勇 名刺作り（2010年）	ITR-18-01　自宅前の海を見る孝子（1974年）
ITR-12-08〜10　長井勇 ほっとはうす（2011年7月）	ITR-18-02　母に抱かれて散歩（1972年）
ITR-12-11　長井勇と永本賢二（2011年10月）	ITR-18-03　海からの日差しと風を浴びる（1972年）
ITR-12-12〜15　長井勇 ほっとはうす（2011年10月）	ITR-18-04　孝子は海が大好きだ（1972年）
ITR-13-01〜10　水俣市内を歩く金子雄二（1972年）	ITR-18-05〜06　海を眺める孝子と母（1972年）
ITR-13-11〜12　パチンコを楽しむ金子雄二（1972年）	ITR-18-07〜10　母と孝子（1972年）
ITR-13-13〜15　水俣市内を歩く金子雄二（1972年）	ITR-18-11〜14　母親に抱かれて赤崎漁村の散歩（1972年）
ITR-14-01〜05　金子雄二 ほっとはうすにて（2010年）	ITR-18-15　散歩を終えて自宅前（1972年）
ITR-14-06〜07　鬼塚勇治 ほっとはうすにて（2010年）	ITR-19-01　ユージンが住んでいた水俣の家（1972年2月）
	ITR-19-02〜03　ユージンとアイリーン。自宅で夕食（1971年）

ITR-19-04　来客と夕食。右は石川（ユージン撮影）
　　　　　　（1971年）
ITR-19-05〜06　夕食後のユージンとアイリーン
　　　　　　（1971年）
ITR-19-07　トーストにピーナッツバターをつける
　　　　　　（1972年）
ITR-19-08〜09　来客に丁寧にサインするユージン
　　　　　　（1972年）
ITR-19-10　愛用車のスバルを運転するユージン
　　　　　　（1972年）
ITR-19-11　戯けてみせるユージンとアイリーン
　　　　　　（1972年）
ITR-19-12　漁村を取材中のユージン（1972年）
ITR-19-13　患者の渡辺マツとユージン（1972年）
ITR-19-14　ウイスキーをポケットに忍ばせる
　　　　　　（1973年）
ITR-19-15　水俣の仕事場と暗室を製作中の私
　　　　　　（1972年12月）
ITR-20-01　水俣行きの車窓を眺めるユージン
　　　　　　（1971年）
ITR-20-02〜03　湯堂の患者宅を訪ねたユージン夫妻
　　　　　　（1971年）
ITR-20-04　自宅前のユージン。左は愛車のスバル
　　　　　　（1972年）
ITR-20-05　暗室を兼ねた仕事場のユージン（1972年）
ITR-20-06　仕事場に続く路地で戯けてみせる
　　　　　　（1972年）
ITR-20-07　熊本地方裁判所のユージン夫妻（1972年）
ITR-20-08　ユージン夫妻 熊本裁判所（1972年）
ITR-20-09〜15　取材中のユージン（1972年）
ITR-21-01　湯堂の漁港（1973年）
ITR-21-02〜06　上村智子（1973年）
ITR-21-07　ラジオを聞く上村智子（1997年）
ITR-21-08〜09　大石環境庁長官と患者の補償交渉
　　　　　　（1973年）
ITR-21-10　集会で母親に抱かれる上村智子（1973年）
ITR-21-11〜13　判決の日、熊本地方裁判所の上村母子（1973年3月20日）
ITR-21-14　判決後、メディアに囲まれる上村
　　　　　　（1973年3月20日）
ITR-21-15　水俣市月の浦（1973年3月）

ITR-22-01　判決前日の熊本裁判所（1973年）
ITR-22-02　裁判所前で演説をする浜元二徳（1973年）
ITR-22-03　支援者に挨拶する浜元二徳（1973年）
ITR-22-04〜05　裁判所に集結した支援者（1973年）
ITR-22-06　裁判所前の上村母子（1972年3月20日）
ITR-22-07　裁判所前の上村と坂本しのぶ
　　　　　　（1973年3月20日）
ITR-22-08　裁判所前の上村親子（1973年3月20日）
ITR-22-09　熊本地方裁判所法廷（1973年3月20日）
ITR-22-10　判決後、法廷を出る上村親子
　　　　　　（1973年3月20日）
ITR-22-11　判決後、娘を労る母（1973年3月20日）
ITR-22-12　裁判所に集結した支援者
　　　　　　（1973年3月20日）
ITR-22-13　支援者に挨拶する日吉フミコ
　　　　　　（1973年3月20日）
ITR-22-14〜15　裁判所前に集結した支援者
　　　　　　（1973年3月20日）
ITR-23-01　犬を抱く前田恵美子 若衆宿にて
　　　　　　（1972年）
ITR-23-02　湯の児にて清子、しのぶ、恵美子
　　　　　　（1972年）
ITR-23-03〜04　前田恵美子 自宅前の漁港（1973年）
ITR-23-05〜06　前田恵美子と私（1973年）
ITR-23-07　百間港の前田恵美子（1973年）
ITR-23-08〜09　前田恵美子 自宅前の漁港で
　　　　　　（1973年）
ITR-23-10　前田恵美子 若衆宿で（1974年）
ITR-23-11　前田恵美子 駅前の喫茶店セーヌ前
　　　　　　（1974年）
ITR-23-12　前田恵美子 自宅のある水俣市明神
　　　　　　（1974年）
ITR-23-13　前田恵美子（1974年）
ITR-23-14　喫茶セーヌの前田恵美子（1974年）
ITR-23-15　若衆宿に遊びにきた前田恵美子（1974年）
ITR-24-01　坂本しのぶと前田恵美子（2010年）
ITR-24-02　袋漁港の前田恵美子（2010年）
ITR-24-03　水俣市袋漁港（2010年）
ITR-24-04　明神岬の前田恵美子（2010年）
ITR-24-05〜06　前田恵美子と現在の百間排水口
　　　　　　（2010年）

ITR-24-07	水銀のヘドロを埋め立てたエコパークから恋路島 (2010年)	ITR-28-09〜11	鬼塚勇治 市内のカフェで (2010年)
ITR-24-08	エコパークの前田恵美子 (2010年)	ITR-28-12〜15	鬼塚勇治 明水園 (2011年10月)
ITR-24-09	湯の児の前田恵美子 (2010年)	ITR-29-01〜03	仕事場のユージン (1974年)
ITR-24-10	水銀を含んだ水俣湾を埋め立てたバラ園に咲くバラ (2010年)	ITR-29-04〜05	プリントを仕上げるユージン (1974年)
ITR-24-11〜12	バラ園の前田恵美子 (2010年)	ITR-29-06〜07	赤血塩で最後の仕上げをする (1974年)
ITR-24-13	バラ園で働く前田恵美子 (2010年)	ITR-29-08〜11	写真集のために写真を選ぶユージン (1974年)
ITR-24-14	自宅前の漁港は埋め立てられエコパークになった (2010年)	ITR-29-12	写真集のキャプションの下書き (1974年)
ITR-24-15	ドーナッツ屋にて。前田恵美子 (2010年)	ITR-29-13	写真選びをしながら眠ってしまったユージン (1974年)
ITR-25-01	ユージンと愛車のスバルサンバー (1971年)	ITR-29-14〜15	プリントの選別 (1974年)
ITR-25-02	スバルを運転中のユージン (1971年)	ITR-30-01	写真集のキャプションの下書き (1974年)
ITR-25-03〜04	取材中のユージン (1972年)	ITR-30-02〜04	写真集のために写真を選ぶユージン (1974年)
ITR-25-05	患者の家を訪れた後で (1972年)	ITR-30-05	写真選びをしながら眠ってしまった (1974年)
ITR-25-06〜09	外国メディアの取材を受けるユージン (1972年)	ITR-30-06〜07	レイアウトの下書きとキャプション (1974年)
ITR-25-10	取材中のユージン (1972年)	ITR-30-08	壁に貼られたキャプション (1974年)
ITR-25-11	熊本裁判所前のユージン夫妻 (1972年)	ITR-30-09	アメリカの雑誌に見る (1974年)
ITR-25-12	水俣で医者の診察を受けるユージン (1974年)	ITR-30-10	壁に吊るされたカメラ35 (1974年)
ITR-25-13	自分で血圧をはかる (1974年)	ITR-30-11	後頭部を冷やしてもらうユージン (1974年)
ITR-25-14〜15	水俣市公会堂での写真展 (1974年)	ITR-30-12〜15	キャプション製作中 (1974年)
ITR-26-01	江郷下美一 養豚所で (1974年)	ITR-31-01〜13	坂本輝喜 成人式 (1974年1月15日)
ITR-26-02〜06	江郷下美一 (1974年)	ITR-31-14〜15	百間港の夕日 (1974年1月15日)
ITR-26-07	江郷下が働く養豚場の豚 (1974年)	ITR-32-01〜15	坂本輝喜 水俣病院 (2010年8月)
ITR-26-08〜14	江郷下美一 (1974年)	ITR-33-01〜02	スバルを運転する渡辺栄一 (1972年)
ITR-26-15	解体された豚 (1974年)	ITR-33-03〜04	チッソ水俣工場正門前に立つ渡辺栄一 (1972年)
ITR-27-01〜05	商店街を歩く鬼塚勇治 (1971年)	ITR-33-05	熊本裁判所前に立つ渡辺栄一 (1972年)
ITR-27-06〜07	明水園でリハビリをする鬼塚勇治 (1972年)	ITR-33-06〜08	渡辺政秋 (1974年)
ITR-27-08〜09	鬼塚を撮影するユージン (1972年12月)	ITR-33-09〜10	渡辺栄一 (1974年)
ITR-27-10〜13	明水園でリハビリに励む鬼塚勇治 (1972年)	ITR-33-11	渡辺栄一と弟の政秋 (1974年)
ITR-27-14	大石環境庁大臣と鬼塚勇治 (1972年2月27日)	ITR-33-12〜13	渡辺栄一 自宅ロビーにて (1974年)
ITR-27-15	ラーメンを食べる (1973年)	ITR-33-14	自転車の渡辺兄弟 (1974年)
ITR-28-01〜04	鬼塚勇治 ほっとはうす (2010年)	ITR-33-15	ギターを弾く渡辺栄一 (1974年)
ITR-28-05〜08	鬼塚勇治 明水園 (2010年)	ITR-34-01〜04	渡辺栄一 ほっとはうす (2009年)
		ITR-34-05〜12	渡辺栄一 実相寺 (2011年11月)

ITR-34-13　渡辺栄一と半永 実相寺 (2011年11月)	ITR-40-12　ほっとはうすで名刺を作る永本賢二 (2011年10月)
ITR-34-14　渡辺栄一とライターの奥田みのり (2011年11月)	ITR-40-13　ほっとはうすで袋はりをする永本賢二 (2011年10月)
ITR-34-15　2010年に亡くなった弟、政秋の遺影を抱く渡辺栄一 (2012年9月)	ITR-40-14〜15　ほっとはうすで清掃作業をする永本賢二 (2011年10月)
ITR-35-01〜15　ユージン・スミス ポートレイト (1974年)	ITR-41-01〜05　松永幸一郎 ほっとはうす (2011年)
ITR-36-01　壁に貼られたプルーフプリント (1974年)	ITR-41-06〜07　ほっとはうすで清掃作業をする松永幸一郎 (2011年)
ITR-36-02　壁に貼られたテキストやキャプション (1974年)	ITR-41-08〜15　電動自転車に乗る松永幸一郎 (2011年)
ITR-36-03〜15　暗室の壁に書かれたユージンの落書き (1974年)	ITR-42-01〜05　岩坂スエ子 明水園 (2011年10月)
ITR-37-01　清子、しのぶ、恵美子 (1972年)	ITR-42-06〜15　岩坂スエ子と加賀田清子 (2011年10月)
ITR-37-02〜03　清子、恵美子 (2010年)	ITR-43-01　月の浦からみた不知火海 (2008年)
ITR-37-04〜05　加賀田清子 ほっとはうすにて (2010年)	ITR-43-02〜03　田中実子が住む湯堂の漁港 (2009年)
ITR-37-06〜12　朝顔に水をやる加賀田清子 (2010年)	ITR-43-04　諫山孝子が暮らす赤崎からみた不知火海 (2011年)
ITR-37-13〜14　押し花の名刺を作る加賀田清子 (2011年)	ITR-43-05　現在の八幡排水口 (2011年)
ITR-37-15　加賀田清子と前田恵美子 (2010年)	ITR-43-06　水俣港を埋め立てたエコパーク (2010年)
ITR-38-01　はっとはうすの加賀田清子 (2011年10月)	ITR-43-07〜08　水銀のヘドロを埋め立てたエコパークに咲くバラ (2010年)
ITR-38-02〜05　ほっとはうすの加賀田清子と岩坂スエ子 (2011年10月)	ITR-43-09　エコパークでゲートボールをする水俣市民 (2011年)
ITR-38-06〜07　ほっとはうすの加賀田清子 (2011年10月)	ITR-43-10　水俣市明神岬にある水俣資料館 (2011年)
ITR-38-08〜11　湯の児福田農場でのお花見 (2012年4月)	ITR-43-11　水俣市湯の児にあるドンガバチョ号と猫 (2009年)
ITR-38-12　花見にて。加賀田清子と長井勇 (2012年4月)	ITR-43-12　赤崎漁港 (2011年)
ITR-38-13〜15　湯の児福田農場での花見 (2012年4月)	ITR-43-13　赤崎漁協 (2011年)
ITR-39-01〜04　緒方正人 (2011年10月)	ITR-43-14　チッソ水俣工場 (2011年)
ITR-39-05　植木の手入れをする緒方正人 (2011年10月)	ITR-43-15　赤崎漁港 (2011年)
ITR-39-06〜15　漁の準備をする緒方正人 (2011年10月)	
ITR-40-01〜03　永本賢二 明神の自宅前にて (2011年10月)	
ITR-40-04〜10　永本賢二 梅戸漁港にて (2011年10月)	
ITR-40-11　永本賢二と長井勇 ほっとはうす (2011年10月)	

profile

石川武志（いしかわ・たけし）

1950年	愛媛県生まれ
1971〜74年	ユージン・スミスのアシスタントとして水俣を取材
1975年	渡米、以後フリーランスとなる
1978年	シルクロードの取材を期にアジアの祭りや民族、宗教、遺跡などを取材
1980年	インドでガンジス河巡礼の取材を開始
1982年	インドのトランスジェンダー社会「ヒジュラ」の取材を開始
1985年	写真展「ヨーギ」新宿ニコンサロン（07/02〜07/08）
1987年	ハイチのブードーやブラジルのカンドブレなどを取材
1988年	写真展「ヒジュラ」ミノルタ・フォトスペース（06/14〜06/27）
1995年	『ヒジュラ——インド第三の性』（青弓社）
1998年	『アジアの奇祭』（青弓社）
2008年	再び水俣の取材を開始
	写真展「HIJRAS」外国人特派員協会（09/28〜11/01）
2011年	写真展「ガンガー巡礼」銀座ニコンサロン（03/16〜03/29）
2012年	写真展「水俣ノート 1971〜2012」銀座ニコンサロン（10/24〜11/06）
	大阪ニコンサロン（12/20〜12/28）

MINAMATA NOTE 1971〜2012
私とユージン・スミスと水俣

2012年10月24日 初版第1刷発行
2022年10月5日 初版第4刷発行

著　者　　石川武志

発行者　　千倉成示

発行所　　株式会社 千倉書房
　　　　　〒104-0031 東京都中央区京橋3-7-1
　　　　　電話 03-3528-6901（代表）
　　　　　https://www.chikura.co.jp/

装丁造本　米谷豪
印刷・製本　中央精版印刷株式会社

©2012 ISHIKAWA Takeshi 2012
Printed in Japan 〈検印省略〉
ISBN 978-4-8051-1004-1 C0036

乱丁・落丁本はお取り替えいたします

JCOPY <（一社）出版者著作権管理機構 委託出版物>

本書のコピー、スキャン、デジタル化など無断複写は著作権法上での例外を除き禁じられています。複写される場合は、そのつど事前に（一社）出版者著作権管理機構（電話 03-5244-5088、FAX 03-5244-5089、e-mail: info@jcopy.or.jp）の許諾を得てください。また、本書を代行業者などの第三者に依頼してスキャンやデジタル化することは、たとえ個人や家庭内での利用であっても一切認められておりません。